結局、何を食べればいいのか？

本要約チャンネル

アスコム

結局、何を食べればいいのか。

まずは、この簡単なクイズに挑戦してみましょう。

Q1

朝に最適な飲み物は？

A お茶
B 果物のスムージー
C コーヒー

Q2

脳の健康に
意外とよい食品は？

A ブルーベリー
B アボカド
C 卵黄

Q3

肝臓の味方となる
意外な食品は？

A にんにく
B コーヒー
C トマト

Q4

血管の健康に
驚くほど効果的な食品は？

A 納豆
B ザクロ
C ナッツ類

Q5

1日に摂取すべき
野菜の量は？

A 200g
B 350g
C 500g

答え

Q1－C　Q2－A　Q3－B　Q4－A　Q5－B

いかがでしょう。
意外だと思うものもあったのでは
ないでしょうか。

（それぞれの答えについては本文で解説します）

できるだけ体にいいものを
食べたほうがいいとわかっていても、
「今日は何を食べよう？」
というシンプルな問いが、重荷になることはしばしばです。
毎日、忙しくて**献立を考えるのは本当に大変**ですし
スーパーの棚を眺めながら、悩む日もあります。
忙しい朝は、野菜ジュースだけの日もあれば
お惣菜や冷凍食品で済ませる日もあります。

でも、できることなら、

手間をかけずに健康的な食事をしたい。

本書は、そんなあなたの願いをかなえるための一冊です。

世界中の研究から本当に体にいい、エビデンスに基づいた

実践しやすい食事術ばかりをご紹介します。

たとえば「食事を変えれば、健康でいられる年齢が10年延びる」

そんな研究もあります。

現代では食事こそが医学の最先端なのです。

ここで、先ほどのクイズを思い出してみましょう。
朝に最適なのはコーヒーでした。（詳細はP158）
しかも、このコーヒーは肝臓の健康にも良く、
がんのリスクも下げる効果があるのです。

一つの食品で複数の健康効果が得られる。

そんな**「一石二鳥」**どころか
「一石多鳥」の**食品を知れば**、
何を食べればいいのかという悩みはなくなり

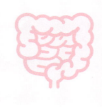

あなたの食生活は劇的に変わります。

2000冊以上の健康書と
最新の研究から導き出した、
腸に、**肝臓**に、**腎臓**に、**脳**に、**血管**にいい
そして**細胞までも若返らせる**
究極の食事術！

「がんなどの病気のリスクを下げる」
「認知症、老化を予防」など効果は多岐にわたります。

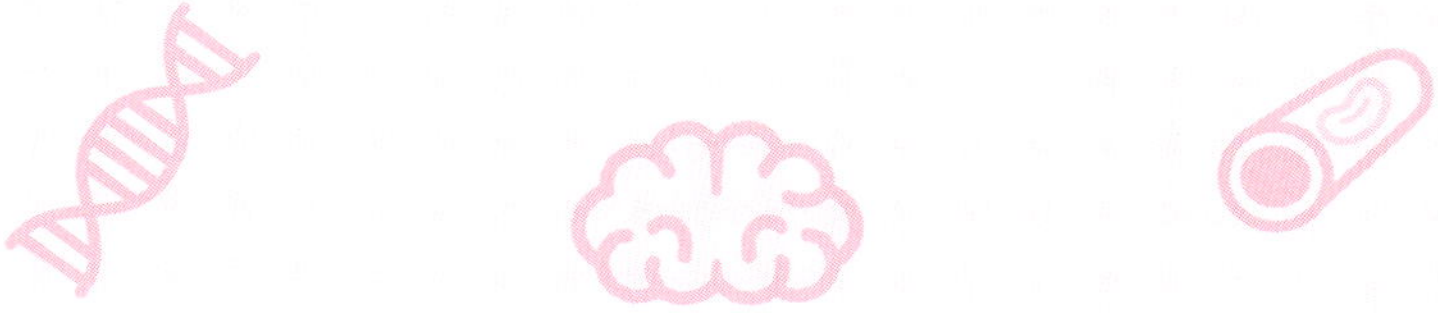

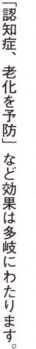

本書の使い方

健康的な食生活の基本は、バランスの取れた多様な食事にあります。
本書では、まず腸内環境を整え、それから全身の健康を増進する食事法を提案していますが、その核心は幅広く多くの食品を摂取することです。

腸内に住み、私たちの健康寿命を大きく左右すると考えられている100兆もの腸内細菌も、特定の食品に偏らない多種多様な栄養素を必要としています。

実際、偏った食生活が健康に悪影響を及ぼすというエビデンスは豊富に存在します。

同様に、多品目の食品を摂取することの重要性を示す強力なエビデンスも数多く報告されています。

確かに、複数の臓器や器官に健康効果がある「これだけは食べるべき食材」も存在します。しかし、それだけに絞ってご紹介すると、食生活が偏り、選ぶ楽しみ、食べる楽しみも減ってしまうかもしれません。

そこで本書では、特定の食材に偏ることなく、読者のみなさんがさまざまな選択肢の中から、ご自身に合った多様なメニューを検討できるようになることを目指しました。

一般的に知られていなかったり、効果が高かったり、エビデンスが強かったりする食材を、私たちなりに厳選して意識的に取り上げています。

とはいえ、本書で取り上げる食材は多岐にわたります。

あまりに情報が多いと混乱してしまうかもしれません。

そこで、「結局、何を食べればいいのか」という問いに答えるために、最も重要な7つの食品を先にお教えしましょう。

本書ではこの食べるべき食品のトップ7を同列1位として位置づけています。

◎食べるべき食品のトップ7

1 1日350g以上の野菜（ビタミン、食物繊維などが豊富）

2 食物繊維が豊富なもの（生活習慣病予防のエビデンスが強い）

3 ブルーベリー（ポリフェノールの効果が期待できる）

4 納豆（腸内環境改善。血管の健康にもよい）

5 コーヒー（抗酸化作用が高い。死亡リスクが下がる）

6 トマトジュース（リコピンが豊富で、食物繊維も豊富）

7 青魚（DHA、EPAが豊富）

また、健康に悪影響を及ぼす可能性のある食品についても、各章で取り上げています。

具体的な内容は、ぜひ本文をご一読ください。


繰り返しますが、健康のためには、バランスの取れた食生活が欠かせません。

「野菜」はひとまとめに書いてしまいましたが、これも「キャベツだけ」といった形ではなく、色々な種類をとるのが理想です。

まずは、健康的な食生活を送るために、トップ7の食品を積極的にとってみてください。

これらを日常的にとる習慣がなかった方は、数か月もすれば、それだけで心身のコンディションが劇的に変わるはずです。

その上で、その他の好きな食品、気になる食品を、トップ7と組み合わせて食べるようになったら、あなたの体は別人のように変わります。

これは決して誇張ではありません。

人間の脳や筋肉、血管は、食べたり飲んだりしたものでできています。

食事を変えたら、体が変わるのは当たり前の話なのです。

本文には、あなたの健康的な食生活をサポートする情報が満載です。

ぜひ、本書を通して、自分に合った最高の食生活を見つけてください。

さて、ここでもう一度、クイズです。

○の中に入る言葉、何だと思いますか？

答えは本書の最後に用意しました。

世界最新の知見と2000冊の本から導き出された

「健康にいい食べ物、食べ方」7か条

1 とにかく○○○○は食べるな

2 ○○○○は悪魔の飲み物

3 腸の健康は○○○○が決める

4 肝臓と腎臓は、〇〇を食べないかで決まる

5 血管は〇〇、脳は〇〇〇〇〇〇でデトックス

6 実は1日〇食が理想

7 〇〇〇〇〇〇〇が健康寿命を決める

「食べるべき食品トップ7」に加え、この7つのキーワードが、あなたの食生活を劇的に変える可能性を秘めています。

さあ、最高の食事術を手に入れて、健康で元気な毎日を送りましょう。

はじめに

読んだ健康書は２０００冊以上！
本に書かれた医学的に正しい「究極の食事」を一冊に

こんにちは。

「本要約チャンネル」を運営している、ＹｏｕＴｕｂｅｒのタケミとリョウです。

私たちは、２０１９年に「本要約チャンネル」を立ち上げ、今では、２０２４年８月１日時点で、チャンネル登録者数が１６７万人を超え、１６００本もの動画を投稿するまでになりました。

本要約チャンネルとは、名前のとおり、本を読み、要約し、動画にしてお届けするチャンネルです。

ビジネス、お金、自己啓発、学問、さまざまなジャンルの本を要約し投稿していますが、その中でも特に人気なのが、健康に関する動画です。

私たちは、これまでに1万冊以上の本を読んでいますが、中でも健康に関する書籍を特に多く読んでおり、その数は2000冊を優に超えます。

また、健康書に引用されている論文を読むうちに、最先端の研究や論文もチェックするようになり、今では、論文ベースの動画をつくり、健康情報をお届けすることもあります。

なぜ健康というジャンルに注力しているかといえば、私たち自身が幼少期から心身の不調に悩まされてきたからです。

タケミもリョウも、それぞれに起立性調節障害、喘息、失明のリスク、メンタルの不調などを抱え、体調不良が原因で高校を退学、数年寝たきりで過ごすといった生活を10代後半まで送っていました。

そんな先の見えない、不安な日々を救ってくれたのが、本であり、健康書でした。

「このままではダメだ」という思いから、それぞれ本にアクセスし、その内容を生活に取り入れた結果、私たちの健康状態は劇的に変わっていきました。

少しずつ本で勉強し、食事を改善し、体が強くなっていきました。

そして、より自分の心身と深く向き合うために医学部を志し、ある大学の医学部へ入学するに至りました。

私たち二人は、偶然にも、長年の体調不良を乗り越えるために本を読み、その成功体験から医学部に進学したという経歴を持っているのです。

それゆえ、特に医学、健康に関しては、皆さんの人生を変えられるような、有益な情報をお届けしようと強い思いで動画制作に取り組んでいます。

健康に関する情報は、非常に複雑で、理解に専門的な知識が必要なものも多く、本当に役立つ情報にたどり着くのは、容易ではありません。

私たち自身もこれまで、より健康になるために、さまざまな方法を試してきました。

グルテンフリー、レクチンフリー、プラントベースホールフード、グラスフェッドの肉や卵、オーガニック食品、朝食の重要性、起床後の水分補給、食後のウォーキング、週末断食、16時間断食、1日1食（24時間断食）、糖質制限、コーヒーの飲み方、間食の選択、外食や加工食品の制限、食後のデンタルケア、添加物の排除、オメガ3脂肪酸、飽和脂肪酸、サプリメント、プロバイオティクス、プレバイオティクスなどです。

そうやって、本や論文を読み、これらの健康法・食事術を自分たちで実際に試していく中で、わかってきたことがあります。

それは、多くの医師や研究者が、口をそろえて同じことを言っている、ある一定の部分の存在です。

つまり、科学者はこの世界に「絶対」がないことを知っているので、言い切りはしないものの、**「医学的にも科学的にも、限りなく正解に近い」**と言えるだろうポイントがあるということです。

たとえば、**世界の最先端の研究は、老化のメカニズムの解明**に迫りつつあります。老化の原因を明らかにして、遅らせるどころか、老化を止めてしまう、さらには逆転させて若返る可能性すら見えてきました。

そして、その鍵を握るのが、日々の食事です。

これは、もはや動かしがたい事実といえるほど、研究が積み重なっています。

そんな、最先端かつ、私たちが自信を持ってご紹介できる、信頼性の高い食事術だけを集めたのが本書です。

――体に悪い食事は喫煙よりも悪影響？
年間１１００万人が、食事が原因で早死にという報告も

食事の力は、多くの方が想像する以上に、大きなものです。

「地中海食」は、そのよい例でしょう。

地中海食とは、果物、野菜、全粒穀物、豆類、ナッツ、種子、オリーブオイル、適度な魚介類と乳製品、少量の赤肉を特徴とする食事パターンです。

数多くの研究で、この地中海食が、がん、糖尿病、脳卒中、心筋梗塞のリスクを下げることが確認されています。

その一方で、私たちは、食事の力がマイナスの方向に振れた場合の、影響の大きさにも向き合う必要があります。

2019年に発表された衝撃的な研究によると、世界で年間1100万人もの人が、不健康な食事が原因で早死にしているというのです。

この数字は、喫煙による死亡者数をも上回ります。

加工食品や、砂糖、塩分、トランス脂肪酸を多く含む食品の過剰摂取、野菜や果物、全粒穀物、食物繊維などの摂取不足が、私たちの健康を脅かしています。

今日、何を食べるのか。何を食べればいいのか。

それは、今日1日だけの問題ではありません。

人生そのものにかかわってくる重要な問題なのです。

健康によいと思って食べている食品が、「実は危険」というのは、よくある話

健康によいと思って食べている食品が、実は体に悪いというのはよくある話です。先ほど、健康情報は複雑で、本当に役立つ情報にたどり着くのは難しいと書きましたが、ここでいくつか例を挙げてみましょう。

たとえば、ノンオイルドレッシング。

油を使っていないので健康的と思いがちですが、多くのノンオイルドレッシングには「果糖ぶどう糖液糖」が使われています。

清涼飲料水などにも含まれる、この甘味料の一種は、脂肪肝リスクを高める可能性が指摘されるなど、健康にあまりよくない物質です。

健康のため、とノンオイルドレッシングを選んでいるのに、実は甘いジュースと

同じ成分が入っている、このような話はよくあります。

また、ジャガイモはその栽培のしやすさから、長く人類を飢餓から救ってきた食材です。

しかし、そんな人類の救世主・ジャガイモを油で揚げてポテトチップスにすると、一気に問題の多い食品に生まれ変わってしまいます。

フライドポテトも大人気のメニューですが、「揚げ物は体に悪い」と思いつつも、「肉よりは健康にいいだろう」と思ってポテトを選んでいる方も多いのではないでしょうか？

野菜ジュースも同様です。

野菜は健康にいい。これは間違いない事実です。

しかし、加工されて野菜ジュースになると、食物繊維が失われてしまいます。

さらに、甘みのある野菜ジュースの場合、食物繊維などのその他の成分が失われているので、糖分がダイレクトに体に吸収されて、とてつもなく危険な「血糖値の急上昇」を引き起こしてしまう可能性があるのです。

ちなみに、詳しくは本文で説明しますが、砂糖や人工甘味料入りの甘い清涼飲料水は、野菜ジュースやフルーツジュースも含めて、とにかく体に悪いです。「清涼飲料水」という言葉には緑茶なども含まれてしまい、かといって毎回「砂糖入りの清涼飲料水」と書くのは冗長です。そこで、以降はこれらを簡潔に「加糖飲料」と表記することにします。

「健康にいい食事」は意外と簡単
ほんの少しの工夫で病気も老化も遠ざかる

とはいえ、だからといって、健康的な食事が難しいというわけではありません。病気や老化を遠ざけ、健康的な日々を送ることは、意外に簡単です。

毎日の食事をほんの少し、工夫すればできることなのです。

たとえば、近年注目されている「腸内環境」。

これも、毎日の食事で、数週間から数か月で変えることができます。

肝臓、腎臓、脳、血管など、体のさまざまな臓器・器官も同様です。

休日の買い物で、いつもより少し多めに野菜を手に取る。

レジ横のお菓子ではなく、ナッツやドライフルーツを選ぶ。

そんな小さな選択の変化が、あなたの近い将来の体を変えていきます。

そして、遠い未来のあなたの健康を、劇的に変えていきます。

もちろん、いきなり完璧を目指す必要はありません。

本書を参考に、できることから、自分のペースで、楽しく食事の改善に取り組んでみてください。

甘いものは基本的に健康によくないのですが、時にはお気に入りのデザートを楽しむことも大切です。

心身のバランスを保つことが、健康的な毎日を送るための秘訣です。

本書が、健康的な食生活への第一歩となることを願っています。

結局、何を食べればいいのか　もくじ

第1章

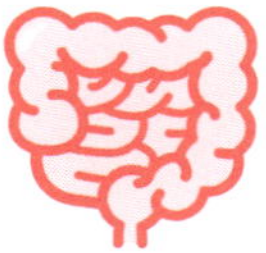

これさえ食べれば大丈夫！「腸によい食事」で腸も全身も健康に

第2章

現代社会は、肝臓と腎臓を壊す食品だらけ

第3章 認知症を食い止める! 記憶力と判断力を守る、脳が喜ぶ食事

第4章

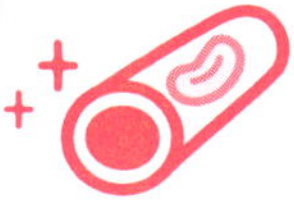

高血圧と動脈硬化に負けない！しなやかで丈夫な血管を取り戻す食事

第5章

細胞の若返りスイッチオン！老化を予防する究極の食事術

第1章

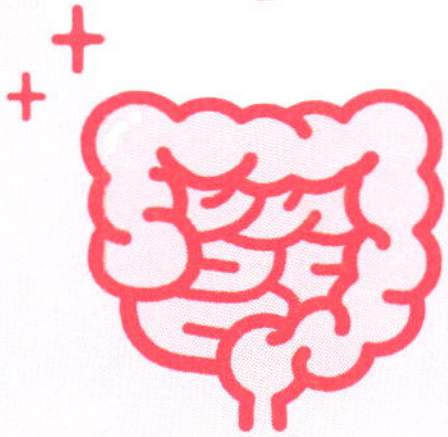

これさえ食べれば大丈夫！「腸によい食事」で腸も全身も健康に

腸によい食事（概要）

1　食物繊維

2　水溶性食物繊維

3　オリゴ糖

4　レジスタントスターチ

5　腸内細菌を育てる

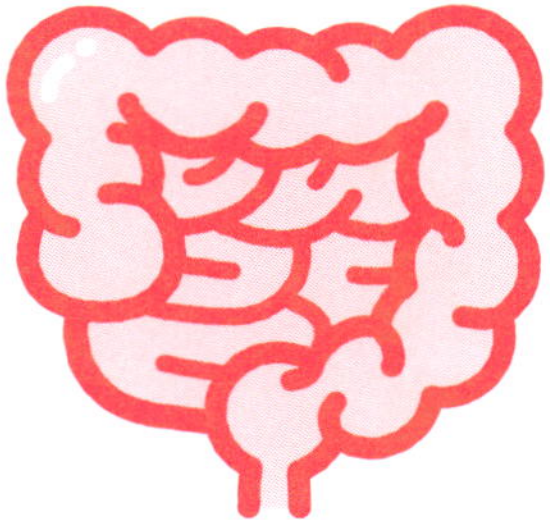

腸内環境改善
便秘予防
老化防止
腸を元気にすれば
全身の臓器も元気に

01 何を食べるか、迷ったら。まずは腸によい食事から始めよう

健康書2000冊以上から導き出した結論があります。

それは、

「腸が健康でなければ、私たちは健康でいられない」

というシンプルな答えです。

- 健康診断の数字が少し気になってきたから食事に気を付けたい人も
- クスリや病院に頼らず、できるだけ健康でいたい人も
- 長生きして、人生を楽しみたい人も

健康でいたいけれど、何から始めればいいかわからない人も

年齢、性別にかかわらず、何を食べればいいのかと聞かれたら、迷わずこう答えます。

「腸にいい食事をとりましょう！」と。

腸が健康なら、全身も健康になります。
腸が不健康なら、全身も不健康になります。
全ては腸から始まります。
これが、膨大な健康書と世界中の論文を読み漁ってきた私たちの答えです。

何より、腸にいい食事をとることは、とてもお得です！
腸が健康になれば、たくさんの健康効果を一気に得られるからです。
たとえば、「やせる」「美肌になる」「免疫力アップ」「病気になりにくくなる」、

さらには「老化を防止する」などの素晴らしい健康効果があります。

また、それだけではありません。

腸によい食事によって、腸そのものが健康になるだけでなく、肝臓も腎臓も脳も血管も、そのほかの臓器も健康になっていきます。

腸によい食事は、まさに健康の万能薬なのです。

「食事を考えるのが大変な日」「家に帰ったらぐったりで時間がないという日」は、ほんの少しでいいので「腸によい食事」を意識してみる。

それだけでも、十分に満点ですし、しっかりと腸によい食事をとれたら200点、というくらい腸は健康の鍵を握っています。

02 世界中の研究者が注目する腸内細菌のすごい力

近年、腸は医学研究の最前線に躍り出た臓器として注目を集めています。次々と明らかになる新たな発見によって、腸の重要性が広く認識されるようになり、腸の健康を取り上げた書籍も数多く出版されるようになりました。

- 肥満、糖尿病、動脈硬化など生活習慣病のリスクを下げる
- 体内の炎症、アレルギー反応を抑制する
- 血糖値の上昇を抑える
- 精神を安定させる
- 健康寿命を延ばす

驚くべきことに、腸が元気になると、これらの健康効果を全て得られます。
こうした腸の多彩な機能は、一体どこから生まれるのでしょうか？

その鍵を握るのが、「腸内細菌」です。

私たちの腸内には、およそ1000種類、100兆個もの細菌が生息しています。
この総体を「腸内細菌叢」と言います。

腸内細菌は菌種ごとに塊になって腸壁に付着し、まるで品種ごとに区切られたお花畑のように見えることから、腸内細菌叢は「腸内フローラ」とも呼ばれます。

この腸内フローラのバランスが崩れると、免疫機能の低下、消化不良、肥満、アレルギーなど、さまざまな健康問題につながります。

逆に、バランスの取れた腸内フローラは、健康的な体を維持するために欠かせません。

そして、そのバランスは、食事の影響を大きく受けます。

なぜなら、**腸内細菌は人間が食べたものを栄養源にして生きている**からです。

私たちの普段の食事が、自分の腸の中にいる腸内細菌の生態系に影響を与えている。そう思うと、なんだか不思議な気持ちになりますね。

腸内細菌の中には、私たちの健康に力を貸してくれる菌もいれば、反対に、悪影響を及ぼす菌もいます。

さらに毎日の食事の内容によって、どちらの菌が増えやすくなるかも変わります。

つまり、食べるもの次第で、あなたの腸内環境は良くも悪くもなるのです。

自分では感じられませんが、今、この瞬間も、あなたの腸の中では細菌たちが増えたり減ったりしながら、活動を続けています。

03
善玉菌、悪玉菌はもう古い？ 腸内細菌の最新研究

かつては、腸内細菌を「善玉菌」「悪玉菌」「日和見菌」の3種類に分類し、それぞれの割合を一定に保つことが健康につながると考えられていました。

「善玉菌」「悪玉菌」という言葉には、見覚えがある方も多いでしょう。

少し前の腸活本では、以下のような内容がよく見られました。

- 腸内細菌は、善玉菌・悪玉菌と、もう一つ「日和見菌」に大きく分けられる
- 善玉菌は、人体によい働きをするさまざまな腸内細菌の総称
- 悪玉菌は、人体に害のある働きをするさまざまな腸内細菌の総称

・日和見菌は、そのどちらでもない腸内細菌の総称
・善玉菌2：悪玉菌1：日和見菌7がベストバランス

しかし、研究が進むにつれて、この考え方は変化しつつあります。

たしかに、基本的には善玉菌は有益で、悪玉菌は有害と言えます。

ただし、善玉菌とされていた菌の中にも、状況によっては人体に悪影響を及ぼすものがあることや、悪玉菌や日和見菌とされていた菌の中にも、人体に有益な働きをするものが存在することも明らかになっています。


また、ある種の悪玉菌は、善玉菌が人体に有益な働きをする上で、必要不可欠な存在であることがわかってきました。

このような新しい知見から、もともと学術用語ではない「善玉菌」や「悪玉菌」という表現を使わない専門家も増えています（本書ではわかりやすさを優先してこれらの言葉を使用します）。

さらに、理想的な腸内フローラのバランスは、人によって大きく異なることもわかっています。

加えて、悪玉菌や日和見菌も含めた腸内環境の多様性こそが、健康維持に重要だという考えが今の主流です。

善玉菌を増やし、悪玉菌を減らせばよい、という単純な話ではなくなっているんですね。

ただし、理想的な腸内フローラのバランスは個人差があるとはいえ、健康長寿の人に共通する特徴があります。

それは、**ビフィズス菌や酪酸菌など、特定の善玉菌が多いこと**です。

つまり、これらの**健康にいい善玉菌を増やすことが私たちの使命であり、善玉菌を増やすことこそが腸によい食事の正体**なのです。

種類	代表的な細菌	働き
善玉菌	乳酸菌 ビフィズス菌 酪酸菌	・乳酸、酪酸、酢酸などの短鎖脂肪酸を生成し、腸内を弱酸性に保つことで悪玉菌の増殖を抑制 ・ビタミンの合成 ・免疫機能の向上 ・腸の運動の活発化
悪玉菌	ウェルシュ菌 黄色ブドウ球菌 サルモネラ菌 大腸菌（有毒株）	・腐敗物質を生成し、便臭の原因に ・がんなどの病気に関与する可能性 ・一部は免疫機能などに有益な働きも
日和見菌	バクテロイデス 連鎖球菌 大腸菌（無毒株）	・善玉菌とも悪玉菌とも分類できない菌群 ・状況により有益にも有害にも働く

ちなみに、**健康にいい働きをしてくれる善玉菌は、年齢を重ねるごとに減ってしまう**傾向にあります。

ですから放っておけば、善玉菌は減り続け、腸内は悪玉菌ばかりになって、大切な腸内細菌の多様性は失われてしまうのです。

悪玉菌が増え、腸内環境が悪化すると、肌荒れや病気のリスクが高まったり、老化が加速したりする可能性も出てきます。

だから、毎日の食事で意識的に善玉菌を増やすことが、本当に大切なのです。

そして、善玉菌を増やすために大切なのは、ズバリ「食物繊維」です。

健康で長生きするためにも、腸内環境を整え、善玉菌がイキイキと活躍できる環境を作っていきましょう。

04 「腸によい食事」の最終目的は、善玉菌に短鎖脂肪酸をつくってもらうこと

では、なぜ善玉菌は重要なのか。
その正体に迫っていきましょう。
善玉菌は、まるで私たちの体の中で働く、小さな工場のようなものです。
この工場では、私たちの健康に欠かせない特別な物質が生み出されています。

その物質の名は「短鎖脂肪酸」。

聞き慣れない言葉かもしれませんが、「短鎖脂肪酸」こそ、腸の多彩な働きの鍵を握っている重要な物質です。

少し、順序が逆になりましたが、大切な短鎖脂肪酸を作り出してくれる代表的な善玉菌の働きを確認しておきましょう。

・乳酸菌

乳酸を作る菌の総称。悪玉菌の増殖を抑制し、腸内環境を整えます。免疫機能を高める菌や、アレルギー症状を抑える菌も発見されています。

・ビフィズス菌

乳酸や酢酸を生成し、悪玉菌の増殖を抑制します。酢酸の強い抗菌作用により、大腸菌の増殖防止や食中毒菌の殺菌も期待できます。

・酪酸菌（酪酸産生菌）

酪酸を作る菌の総称。腸管上皮細胞の主要なエネルギー源となり、腸管バリア機能（腸の粘膜が外部からの有害物質の侵入を防ぐ機能）の維持や免疫応答の調節など、さまざまな生理機能に関わっています。

これらの善玉菌は、短鎖脂肪酸の生成に役立つ乳酸、酢酸や酪酸などの短鎖脂肪酸をつくります。

短鎖脂肪酸とは、炭素数が6以下の脂肪酸の総称で、代表的なものに酢酸、酪酸、プロピオン酸などがあります。

短鎖脂肪酸は、腸研究の最先端の分野であり、現在進行形で研究が進んでいるところですが、現時点では次のような働きがあると言われています。

- **腸内を弱酸性に保ち、悪玉菌の増殖を抑制**
- **腸内環境を整え、健康に保つ**
- **腸の運動を助けるエネルギー源となる**
- **腸の運動を活発にし、便通を改善する**

- **ビタミンの合成を促進**
- **腸管バリア機能の維持・強化**
- **免疫細胞の増加を促進**
- **肥満・老化の防止に役立つ**
- **がん・糖尿病・動脈硬化などの生活習慣病の予防に効果**
- **健康寿命の延伸に寄与**

腸内細菌研究の第一人者、京都府立医科大学の内藤裕二教授らが行った京都府の京丹後市の高齢者を対象とした調査では、100歳以上で元気な健康長寿者の腸内ではビフィズス菌と酪酸菌が多く、特に酪酸菌が多いことが明らかになりました。

酪酸菌がつくる酪酸は、大腸の粘膜細胞のエネルギー源となります。そのほか、炎症を抑えたり、腸管バリア機能を高めたりと、多岐にわたる健康効果が注目されています。

内藤先生は、酪酸菌を増やすことが健康長寿の秘訣の一つだと述べています。

短鎖脂肪酸の働きについては、まだ研究途上の部分も多いですが、健康長寿との関連を示すデータは着実に増えています。

今後、短鎖脂肪酸を介した腸内細菌と健康の関係性が、さらに解明されていくことでしょう。

腸内細菌のリレーで短鎖脂肪酸は作られている

最後に、短鎖脂肪酸がどうやってできるのかを簡単に解説しておきましょう。

健康長寿に重要な短鎖脂肪酸は、腸内細菌のリレーで作られます。

腸内フローラに、多様な菌の存在が重要だと言われる理由の一つがこれです。

短鎖脂肪酸の生成には、糖化菌、乳酸菌、ビフィズス菌、酪酸菌などの連携が不可欠です。

単に特定の善玉菌を増やせばいいわけではありません。

【短鎖脂肪酸ができるまで】

1. 食物繊維を含む食事を摂取
2. 食物繊維が消化されずに腸に到達
3. 糖化菌が食物繊維を分解して糖をつくる
4. 乳酸菌が糖から乳酸を、ビフィズス菌が糖から乳酸と酢酸をつくる
5. 酪酸菌が乳酸や酢酸から酪酸やプロピオン酸をつくる

まず、食物繊維などを糖に分解する「糖化菌」が登場します。代表的な糖化菌は納豆菌で、酸素を好む「偏性好気性菌」であるため、酸素が豊富な小腸の前半部で活躍します。

次に、糖化菌がつくった糖を受け取るのが乳酸菌です。

乳酸菌は酸素の中でも生きられますが、酸素を好まないため、小腸の後半部を主な活動の場とし、そこで糖を乳酸に変えていきます。


さらに、リレーは大腸へと続きます。

大腸では、ビフィズス菌が糖を乳酸や酢酸へと変換します。

さらに、酪酸菌が乳酸や酢酸から、酪酸やプロピオン酸などの短鎖脂肪酸を生成します。

つまり、健康長寿者の腸内に多い、ビフィズス菌や酪酸菌の本領発揮には、その前段階で糖化菌や乳酸菌の活躍が不可欠なんですね。

このように、多様性のある腸内フローラを育み、そのバランスを維持することが非常に重要だと考えられています。


ここで注目してほしいのは、前項で善玉菌のエサとして大切と述べた食物繊維が、短鎖脂肪酸をつくる「菌のリレー」の出発点・糖化菌のエサとしても欠かせないという点です。

食物繊維の重要性がよくわかります。

腸によい食事の最終目標は、善玉菌を増やし、腸内環境を整えること。そして腸内細菌に、短鎖脂肪酸をたくさん生成してもらうことといえます。

そのために食物繊維は必要不可欠です。


食物繊維をとって、腸が健康になれば、肝臓、腎臓、脳、血管などの臓器・器官も元気になり、痩せる、免疫機能の向上、美肌、老化の抑制などの素晴らしい健康効果が期待できます。

ぜひ、腸によい食事をとって、バランスの取れた多様な腸内フローラを育成していきましょう。

05 — 腸内細菌に与えるべきエサは、水溶性食物繊維とオリゴ糖

腸内環境を整え、短鎖脂肪酸を増やすために最も重要なのは、善玉菌を増やすことです。そのために欠かせないのが、食物繊維の中でも

- **水溶性食物繊維**
- **オリゴ糖**

の2つです。

この2つは腸に関する健康書であれば、どんな本にも必ず出てきます。

水溶性食物繊維は、オクラ、モロヘイヤ、海藻類、イモ類など、ネバネバ、トロ

トロ、ツルツルした食感の食材に多く含まれています。

これらは腸内で膨らんでゲル状になり、善玉菌のエサになります。

また、便の水分を適度に保ち、柔らかくする効果もあります。


オリゴ糖は、少し分類が難しいのですが、単糖が2～10個程度結合した多糖類で、ガラクトオリゴ糖、フラクトオリゴ糖などが食物繊維の一種です。

人間の消化酵素では分解されにくいため、小腸で吸収されずに大腸まで到達し、直接腸内細菌のエサになります。

ゴボウ、たまねぎ、にんにく、バナナなどに多く含まれています。

普段の食事の中でも、水溶性食物繊維とオリゴ糖をぜひ意識してほしいところですが、「最近、お腹の調子がよくないな」「暴飲暴食をしてしまって調子が悪い」という日は、特にこの2つを思い出してください。

善玉菌が増え、あなたの腸内環境がよくなっていくはずです。

06 「第6の栄養素」、食物繊維の現在位置を知っていますか？

そもそも食物繊維とはなんでしょうか？

「食物繊維」の定義は一つではないのですが、この本では「食物中にある、ヒトの消化酵素で消化されない成分」とします。

炭水化物やたんぱく質や脂質は、小腸の中でぶどう糖やアミノ酸、脂肪酸などに分解され、吸収されます。

他にも、水やビタミンやミネラルなどが、小腸の中で血管に入っていきます。

そんな中、吸収されずに大腸に届く食物中の食物繊維。

一昔前には、「食べかす」「便の材料」的な見方も多くありました。

しかし、水溶性食物繊維と不溶性食物繊維に大別される食物繊維は、どちらも腸内細菌のエサとなり、私たちの健康に大きな影響を与えていることが次々と判明しています。

食物繊維の摂取量が多い人は、早期死亡率が約23%、がんの発症率が約17%低下するという驚きの研究結果もあります。

食物繊維は、まさに「第6の栄養素」と呼ぶにふさわしい存在なのです。

ここで考えてみたいのは、腸内細菌は「人とは別の微生物」だということです。私たちの健康を左右するその働きは、腸内細菌にとっては単なる偶然。悪玉菌に悪意はないように、善玉菌に善意があるわけでもありません。

腸内細菌は体内に約1000種類（人によって大体約500～2000種類）、

100兆個存在し、その総重量は1・5～2kgにもなります。

この膨大な数の細菌が私たちの体内に存在していると想像すると、食事の重要性が強く感じられます。


ぜひ、バランスの取れた腸内環境、腸内フローラを維持するために野菜、果物、イモ、豆、きのこ、海藻などで、さまざまな食物繊維をとってください。

ポイントは多様性です。

偏食は腸内細菌のバランスを乱すことがわかっています。

腸内細菌だけでなく「エサ」もバランスが大切です。


なお、食物繊維摂取の理想の比率は、不溶性2：水溶性1とされています。

とはいえ、食物繊維の量・割合をきっちり量るのは難しいです。

現代人の一般的な比率は不溶性4：水溶性1とされているので、より不足しがちなのは水溶性食物繊維です。

ですから、基本的には水溶性食物繊維を増やす意識を持っていただければＯＫです。

私たちに素晴らしい健康効果をもたらしてくれる腸内細菌。

ヒトと腸内細菌の長い共生の歴史の中で、たまたまお互いにメリットのある関係性が築かれてきました。

彼らの命を、そして人間の健康を支える食物繊維——特に水溶性食物繊維を、日々しっかりととっていきましょう。

それが健康な腸を、ひいては健康な体をつくるのです。

07 ― 食物繊維が不足気味の日本人を救う「スーパー食物繊維」

これまで食物繊維の重要度についてお話ししてきましたが、実は多くの日本人は、食物繊維が不足していると言われています。

厚生労働省の検討会がまとめた「日本人の食事摂取基準（2025年版）」策定検討会報告書では「現在の日本人成人（18歳以上）における食物繊維摂取量の中央値は13・3g」とされています。

これは、同省がこれまで定めていた1日あたりの目標量・男性20〜22g以上、女性17〜18g以上を大きく下回る数字です。

なお、目標量とは「生活習慣病の一次予防のために現在の日本人が当面の目標とすべき摂取量」と定義されているもの。
言い換えれば「少なくともこれだけはとってほしい！」という量と考えられます。

なぜなら、目標量とは別に「理想的な摂取量」も定められていて、こちらは1日あたり24g以上となっているからです。

この量がどうして理想的なのかというと、**欧米の研究で1日24g以上**の食物繊維摂取により、心筋梗塞、脳卒中、2型糖尿病、乳がん、胃がん、大腸がんなどの発症リスクが低下すると報告されているからです。

さらに最新の研究では、食物繊維を多く摂取するほど、がんや糖尿病などの生活習慣病の発症率が低くなることが明らかになっています。

そのため、2025年度から適用される「日本人の食事摂取基準」の案では、成人の理想的な食物繊維摂取量をこれまでより1g増やし、**1日25gに設定**される見通しです。

「日本人の食事摂取基準（2025年版）」の策定検討会の中では、
「少なくとも1日当たり25～29gの食物繊維の摂取が、さまざまな生活習慣病のリスク低下に寄与する」

という文章がありますから、「25g以上は少なくとも摂取したほうがよい」というのが厚生労働省の意見なのかもしれません。

現在の日本人の中央値からすると、約2倍の食物繊維をとる形になりますが、それだけ食物繊維が重要であると明らかになってきたともいえます。

しかし、食物繊維の重要性はわかったけれども、そんなにたくさんとるのは大変だと考える人もいるでしょう。

そんな人に知ってほしい**「ハイパー食物繊維」**があります。

善玉菌が喜ぶ「ハイパー食物繊維」レジスタントスターチ

近年の研究で、米などに含まれるでんぷんの中に、食物繊維と同じような働きをする成分が見つかりました。

それが**「レジスタントスターチ（難消化性でんぷん）」**です。

水溶性食物繊維やオリゴ糖と並ぶ、腸内環境を整える重要な存在で、最新の研究や腸活本でも、レジスタントスターチが大きな注目を集めています。

でんぷんは、米、パン、パスタ、イモ類など、私たちの主食に豊富に含まれる炭水化物です。

通常、でんぷんは小腸で消化・吸収されますが、レジスタントスターチは消化されにくいのが特徴です。

消化されにくいので、小腸で消化されずに大腸まで到達し、善玉菌のエサになってくれる。

レジスタントスターチは、水溶性食物繊維と不溶性食物繊維の両方の性質を併せ持つことから、「ハイパー食物繊維」とも呼ばれています。

日本人に不足しがちな食物繊維の役割を補ってくれる救世主といえます。

また、食物繊維には「発酵のしやすさ」という分類もあります。

善玉菌によって食物繊維が発酵することで、腸内で重要な働きをする短鎖脂肪酸が増えるからです。

レジスタントスターチ、水溶性食物繊維のほとんど、不溶性食物繊維の一部、難消化性オリゴ糖は、発酵性の高い「発酵性食物繊維」に分類されます。

レジスタントスターチを多く含む食品としては、以下のようなものがあります。

● 加熱後冷ました主食、豆類、イモ類

米、パン、パスタ、中華そばなど、炭水化物を含む主食の食物や、豆類、イモ類はでんぷんを多く含んでいます。

このでんぷんを加熱して冷やすと、レジスタントスターチになります。なので、腸活的には冷やご飯、常温のパン、つけ麺等がベターです。

海苔は水溶性食物繊維が豊富なので、海苔で巻かれたおにぎりは特におすすめです。

● 大麦、もち麦、オートミール

大麦、もち麦、オートミールはレジスタントスターチを多く含みます。

オートミールはそのままでも食べられますが、レジスタントスターチ目的なら、一度加熱してから冷やしてください。

米の代わりにこれらを食べたり、米に麦を混ぜて炊くのもおすすめです。

08 一 腸が大喜びする7つの神食品

腸内環境を整える上で特におすすめの神食品を7つ紹介します。

食物繊維、腸内環境を整える作用、何を食べればいいか迷ったら、ぜひこれらの食品を取るようにしてください。

食物繊維については含有量を書いていますが、あくまでも目安です。具体的な数字は、パッケージの栄養成分表示を確認してください。

・バナナ

バナナはレジスタントスターチが豊富で、食物繊維（水溶性と不溶性の両方にオリゴ糖）も含んでいます。

簡単に買えて、持ち運びもでき、皮をむくだけで食べられる利便性も最強。文字通りのスーパーフードです。

100gあたり、約0・1gの水溶性食物繊維、約1gの不溶性食物繊維、約0・3gのオリゴ糖を含んでいます。

なお、バナナは熟すごとにでんぷんが糖に変わっていくので、まだ熟しきっていないバナナは、よりレジスタントスターチが増えます。腸活目的なら、少し青みがかったバナナを食べるのがおすすめです。

完全に未熟な青バナナ（グリーンバナナ）は、熟したバナナの8~9倍ものレジスタントスターチがあると考えられています。

食事の多様性が大事とはいえ、食物繊維不足を自覚しており、しかし色んな食材をとるのがどうしても面倒、という方は、せめて青バナナ入りのサラダを食べてみてはいかがでしょうか。

●サツマイモ

イモ類の中でも、特に栄養豊富なサツマイモ。

水溶性食物繊維と不溶性食物繊維の量・バランスはバナナ以上です。

皮には便秘予防などに効果的な「ヤラピン」が含まれています。

レジスタントスターチも豊富で、主食と同じく、加熱後冷ますと増えるので、健康目的なら常温で食べるのがおすすめです。

100gあたり、約0・6gの水溶性食物繊維、約1・6gの不溶性食物繊維を含んでいます。


現在は食生活の西洋化・現代化の影響で突出した存在ではなくなっていますが、一昔前の沖縄県は長寿県として有名でした。

サツマイモは、その健康長寿を支えていたと考えられています。

・ダークチョコレート

食物繊維や「カカオポリフェノール」は腸によく、カカオ70％以上のダークチョコレートは、これらを豊富に含んでいます。

ただし、砂糖は体に非常に悪いので、砂糖入りのチョコレートはＮＧです。

また、「ダークチョコレート」と銘打っているのに、カカオ含有量が低い商品もあります。

初めて買う商品は本当にハイカカオか確認しましょう。

・ブドウ（ブルーベリー）

近年、ポリフェノールと腸についての研究が増えています。

そんなポリフェノールを豊富に含むブドウも、非常に腸によい食品です。

酸っぱさが気にならない方なら、糖分を抑えられるブルーベリーがおすすめです。

ブドウやブルーベリーの皮には、抗酸化作用などを持つ「レスベラトロール」を含んでいるので、できるだけ皮ごと食べましょう。

・キウイフルーツ

食物繊維豊富で、水溶性と不溶性のバランスも素晴らしいキウイフルーツ。レジスタントスターチはありませんが、100gあたりの水溶性食物繊維が約0・6g、不溶性食物繊維が約2gと、果物では指折りの食物繊維量を誇ります。抗酸化作用と、腸のぜん動運動をよくする効果があり、便秘がちな中学生にキウイフルーツを14日間毎日1個食べさせたところ、約7割の被験者が1日1回以上の排便をできるようになったという研究もあります。

・エキストラバージンオリーブオイル

健康効果がよく知られるオリーブオイルは腸にも効果的です。含まれている「オレイン酸」は小腸で吸収されにくく、排便を促進する効果があります。下剤を常用するほど便秘に悩む被験者に、毎日30㎖のオリーブオイルを飲んでもらったところ、ほぼ全員が下剤の量を減らせる改善効果を実感したという研究もあります。

さらに、老化防止などの効果で注目を集めているポリフェノールの「オレオカンタール」は、オリーブオイルでしかとることができません。

要注意なのは、その品質です。

オリーブの実を絞ってそのままとれるバージンオイルの中でも、特に良質なものが「エキストラバージン」です。質の悪い油は酸化して、非常に健康によくないので、「エキストラバージン」を選びましょう。

サラダなどにかけて直接とったり、加熱にも比較的強い（油は熱で酸化しやすくなる）ので、加熱調理に用いたりと、日常的に使ってほしい油です。

• トマトジュース&オリゴ糖

トマトジュースには、水溶性食物繊維の「ペクチン」が豊富に含まれています。ペクチンは腸内環境を整えてくれる上に、食物繊維なので、糖質の吸収を抑えてくれます。食事前の一杯に非常におすすめです。

そして、食前のトマトジュースに、ぜひ加えてほしいのがオリゴ糖です。オリゴ糖自体も糖ではあるものの、小腸でほとんど吸収されないので、血糖値をそれほど上げません。

むしろ、その他の糖質の吸収を遅らせる効果のほうが大きいので、トマトジュースに加えると、ペクチンとセットで血糖値の急上昇を防いでくれるのです。

また、正直味わいはよくならないかもしれませんが、エキストラバージンオリーブオイルを加えるのもおすすめです。

基本的には加工によって大切な食物繊維や栄養素が激減するので、私たちはジュースを飲むことはおすすめしません。

しかし、そんな私たちもトマトジュースだけはおすすめしています。

なぜかというと、さまざまながん予防効果で知られる「リコピン」が、加熱することで吸収率が上がることがわかっているからです（トマトジュースは、製造過程で加熱されています）。

ジュースの味が苦手な方は、トマトジュースやホールトマト缶などから作るトマトベースのスープもおすすめです。エキストラバージンオリーブオイルを加えて美味しく食べるなら、スープのほうがいいかもしれません。

生トマトからスープをつくるときは、大きくカットして加熱してから潰したり、裏ごししたりするようにしてください。先に加熱をしないと、酵素の働きで大切なペクチンが分解されてしまうので要注意です。

09 食物繊維・オリゴ糖が多くとれる食品群

食物繊維がとりやすい食品群

まず、食物繊維をとれる食品群をおさらいしていきましょう。
食物繊維量は、あくまでも目安です。
具体的な数値はパッケージの栄養成分表示を参照してください。

なお、レジスタントスターチは現状データが少なく、品種や状態、料理法でも変わるので、その摂取量は具体的な目安を持つよりも、食物繊維量を計算して、足りなかったらレジスタントスターチを意識的に増やす、くらいの意識でいるとちょうどよいでしょう。

● 主食となる穀物類

米、小麦、大麦、もち麦、ライ麦、そば等の穀物類はレジスタントスターチが豊富です。繰り返しになりますが、ポイントは加熱して一度冷ますこと。

中でもおすすめなのがもち麦です。

免疫機能をアップし、がんを予防する水溶性食物繊維「β－グルカン」が多く、味的にも主食として食べやすい食品です。

もち麦のレジスタントスターチ量は、白米の2倍、大麦の3倍程度あるとされています。100gあたり（可食部。以降は省略）約8・5gの水溶性食物繊維、約4・3gの不溶性食物繊維と、超優秀な数字です。

豆類・ナッツ類

大豆、小豆、エンドウ豆、ひよこ豆、レンズ豆、ごま、アーモンド、クルミ、ピスタチオなど。豆は茹でると食物繊維が増える特徴があります。

その点で最強なのが、原料が茹で大豆で、納豆菌もとれる納豆です。

蒸した大豆は100gあたり、約2・3gの水溶性食物繊維、約6・5gの不溶性食物繊維を含んでいます。

ちなみに、蒸し大豆はオリゴ糖も含んでいるのですが、納豆は、発酵する段階で納豆菌がオリゴ糖をエサにしてしまうので、納豆にはオリゴ糖がほとんど残っていません。

海藻類

海苔、わかめ、ヒジキ、めかぶ、昆布など。

長寿者の多くは海藻を日常的に食べているとする研究もあります。

生わかめは100gあたり、3・6gの食物繊維を含んでいます。

ただ、栄養豊富な海藻も、腸活的には効果が限定されます。というのも、海藻を発酵させる酵素を持つ「バクテロイデス・プレビウス」は日本人以外の腸内にはほとんどないことがわかっています。

イモ類

サツマイモ、ジャガイモ、サトイモ、山芋、キクイモなど。

イモ類も、加熱してから冷ますとレジスタントスターチが増えます。ふかしたサツマイモやジャガイモは、熱々が美味しいのは間違いないところですが、腸活的には冷まして食べるのが理想です。

ジャガイモは食物繊維は100gあたり、約0・4gの水溶性食物繊維、約0・8gの不溶性食物繊維を含んでいます。

きのこ類

シイタケ、エノキタケ、エリンギ、アラゲキクラゲ、ナメコなど。
きのこ類はとにかく食物繊維が豊富。特に不溶性食物繊維が多いです。ヌルヌルしているのでイメージ通りかと思いますが、ナメコは水溶性食物繊維も多く含んでいます。

ナメコは100gあたり、約1gの水溶性食物繊維、約2・4gの不溶性食物繊維を含んでいます。

シイタケは菌床栽培と原木栽培のものがありますが、食物繊維の含有量だけで言えば、菌床栽培のもののほうが豊富です。

●野菜

モロヘイヤ、オクラ、ゴボウ、ブロッコリー、パセリ、ほうれん草、ニンジン、にんにく、らっきょうなど。

オクラは100gあたり、約1・4gの水溶性食物繊維、約3・6gの不溶性食物繊維を含んでいます。

また、ビタミンCは善玉菌によい効果があるのですが、濃い緑の葉野菜の多くは、ビタミンCも豊富に含んでいます。

●果物

バナナ、キウイフルーツ、リンゴ、アボカド、ブドウなど。

栄養豊富な果物は、食物繊維も豊富です。

アボカドは100gあたり、約1・7gの水溶性食物繊維、約3・9gの不溶性食物繊維を含んでいます。

ただ、糖質が多いので、果物のとりすぎには要注意です。

そこで注目したいのが「GI値」。GIは〝Glycemic Index〟の略で、食後血糖値の上昇度を示します。

バナナのGI値は果物の中では低い51です。
その点でも、バナナは腸活によいスーパーフードと言えます。

オリゴ糖がとりやすい食品群

オリゴ糖は、水溶性食物繊維と並んで、腸内環境を整える上で重要な役割を果たします。オリゴ糖の中でも、難消化性のものが腸活に効果的です。

オリゴ糖を多く含む食品としては、以下のようなものがあります。

- **たまねぎ・ゴボウ・アスパラガス・にんにく**
- **ブロッコリー・バナナ・豆類・牛乳**

ただ、オリゴ糖を、食品からしっかり摂取するのは難しいのが現状です。
1日にとるべきオリゴ糖は、サプリメントなどの商品の摂取量から、2～10g

と考えられています。

これだけ幅があったり、厚生労働省などが明確な指針を示していないのは、とりすぎると、消化しにくいことから、お腹を壊したり、張ったりすることがあるからでしょう。

実際、オリゴ糖をとれる商品には、とりすぎに対する注意書きが書かれているのが一般的です。

ですから、非常に大切な存在ではありますが、まず、基本としては水溶性食物繊維をしっかりとる。

その上で、無理なくプラスできるそうなら、オリゴ糖も意識的にとる、くらいの考え方がちょうどよいでしょう。

オリゴ糖の摂取にはフラクトオリゴ糖の粉末やシロップを、砂糖代わりにヨーグルトやコーヒーに加えるのが手軽な方法です。

ポイントは、安全性の観点から、サトウキビ由来のフラクトオリゴ糖など、添加物不使用の商品を選ぶことです。

人工甘味料の健康リスクが指摘されている現在、自然由来のオリゴ糖を選ぶのが賢明だと言えます。

ちなみに、オリゴ糖は砂糖に比べると、圧倒的に虫歯になりにくい糖ではあるのですが、まったく悪影響がないわけではありません。

先述のお腹を壊すリスクも含めて、砂糖ではないからなんでもいい、とは考えずに、とりすぎには気をつけてください。

10 腸内環境に悪影響！「動物性脂肪」「砂糖」「塩分」「アルコール」

さて、ここまで腸によい食事について解説してきましたが、一方で、腸内環境に悪影響を及ぼす食事も明らかになっています。

それが、以下の４つです。

- **動物性脂肪**
- **砂糖**
- **塩分**
- **アルコール**

動物性脂肪、砂糖、塩分は、適量なら私たちの健康に必要な栄養素です。

しかし、とりすぎると、肥満、生活習慣病、動脈硬化などを招くことはよく知られています。


特に動物性脂肪の過剰摂取は、腸内フローラのバランスを崩し、腸の炎症を引き起こすことが報告されています。

また、高脂肪食は腸管バリアの機能を低下させ、リーキーガット症候群（腸の粘膜に微細な穴が開き、そこから有害物質が体内に入り込む状態。後ほど詳しく説明します）のリスクを高めてしまいます。


砂糖のとりすぎも、腸内環境によくありません。

砂糖は悪玉菌のエサとなり、善玉菌を減らしてしまいます。

加えて、砂糖の代謝産物である果糖は、腸内細菌の構成を乱し、腸の炎症を引き起こすことが明らかになっています。

具体的には、糖質全般のとりすぎがよくありませんが、砂糖を避けて、主食をドカ食いしなければ、基本的には適切な摂取量に収まります。

塩分については、高塩分食が腸内の酪酸菌を減らし、大切な短鎖脂肪酸の生成を抑制することが報告されています。

アルコールも飲みすぎると、善玉菌が減り、腸管バリアの機能が低下します。その結果、悪玉菌が増えたり、有害物質が体内に入り込みやすくなり、肝臓への負担も増します。

さらに、アルコール自体が直接的に腸の炎症を引き起こします。

この「炎症」も健康の重要なキーワードなので、後ほど別に解説します。

「脂・糖・塩・アルコールのとりすぎは体に悪い」。

これは、腸以外の臓器・器官にあまねく共通する、健康の基本ルールです。

これらのとりすぎは、腸内細菌のバランスを乱し、腸管バリアの機能を低下させ、炎症を引き起こし、複合的に腸内環境を悪化させます。

この複合的＝合わせ技が本当に厄介で、その結果、肥満、生活習慣病、動脈硬化などの健康問題につながるリスクが高まります。

ですから、健康の維持には「腸によい食事」をとるのと同じくらい、「腸に悪い食事」を避けることが大切です。

いくら他の健康法を頑張っても、腸内環境が乱れていては台無しです。

腸内細菌のバランスを整え、腸の健康を守るためにも、動物性脂肪、砂糖、塩分のとりすぎは控え、アルコールもできるだけ飲まないようにするのが賢明です。

11 腸を毒まみれ、ボロボロにする最悪の食品たち

腸に悪い食事について、もう少し具体的に見ていきましょう。

「腸に悪い食事」とは、端的に言えば「腸内環境を乱す食事」で、その多くは「悪玉菌が喜ぶエサ」です。

悪玉菌の中にも、健康に一定の役割を果たすものがいると書きましたが、善玉菌に対して明らかに数が多くなると、さまざまな健康リスクを高めます。

中高年の方は、特に注意が必要です。

善玉菌は加齢とともに減少し、反対に悪玉菌は増加していく傾向があります。

腸内フローラのバランスを保つには、善玉菌を増やすと同時に、悪玉菌を増やさ

ないことが大切になります。

安く、手軽に買える加工食品にはご用心

「よいことを増やす」のと同時に「悪いことを避ける」。

これは、腸内環境に限らず、健康によい食事術の全般に共通する、非常に重要なポイントです。

では、何を食べると悪玉菌が喜んでしまうのか。

腸に悪影響を及ぼす食品は、大きく以下の3つに分類できます。

- **加工食品**
- **ファストフード**
- **インスタント食品**

これらの食品は、安価で手軽に入手できます。

しかし一方で、健康面では大きな代償を伴います。

89ページでも触れた通り、腸内環境を乱すエサの代表格は「動物性脂肪」「砂糖」「塩分」「アルコール」です。

内藤裕二先生は、アルコール以外の3つ「動物性脂肪」「砂糖」「塩分」を「三大悪玉」と呼んでいます。


ただ、現代社会において、これらの悪玉を完全に避けるのは難しいのも事実。

特に加工食品には、私たちが気づかないような形も含めて、多量の動物性脂肪、砂糖、塩分が含まれていることが少なくありません。

たとえば、一見、健康的に見える食品でも、風味や保存性を高めるために、その製造過程で多量の砂糖や塩分が加えられていることはよくあります。

内藤先生は、このような「隠れた悪玉」の存在を認識し、加工食品の摂取量をコントロールする重要性を訴えています。

また、加工食品の多くは、原料の段階で食物繊維が大幅に失われているので、その時点で腸に悪い食事といえます。

中でも、特に避けてほしいのはコンビニなどで買えるホットスナックです。

その多くは揚げ物ですが、その際に使用される油（ショートニング）に「トランス脂肪酸」が含まれています。

トランス脂肪酸は悪玉コレステロールを増加させ、がんや心疾患のリスクを高めることが知られています。私たちも揚げ物は絶対に食べないようにしています。

ただ、私たちの生活は加工食品に囲まれています。

スーパーやコンビニの棚は加工食品であふれており、完全に避けるのは現実的ではないかもしれません。

とはいえ、意識して加工食品の摂取を減らすことは可能です。

加工食品を避けるのも、腸内環境だけでなく、他の臓器・器官の健康にも重要な基本ルールの一つです。

現代人は、本当に日々、当たり前のように加工食品を食べています。

ヨーグルトやシリアル、パン、ハムやベーコン、缶詰、豆腐、漬物など、一見するとそう見えないものも実は加工食品です。

インスタントラーメン、ポテトチップスなどのスナック菓子、ソーセージやベーコンなどの加工肉、加糖飲料、レトルト食品、菓子パン、冷凍食品、練り物、焼きそばの麺などは明らかな加工食品ですが、日常的に食べる方も多いでしょう。

スーパーの惣菜コーナーで売られている唐揚げやフライドチキン、コロッケ、カツ類、天ぷら、フライドポテトなどの揚げ物も、高い油分と塩分、そして衣の精製炭水化物が問題です。

これらを頻繁に食べると、腸内環境を乱してしまうでしょう。

全ての加工食品が悪い、とは言いません。スーパーのお惣菜は種類も豊富で便利ですし、日々の生活に欠かせないという方もいらっしゃるでしょう。

ただ、普段から購入しているお惣菜であっても、**一度、成分表をチェック**してみることをおすすめします。取捨選択はとてつもなく大事です。

思ってもいなかった材料、添加物が使用されていることもあるものです。

塩分、油分、添加物が多い食品は、腸内環境を良好に保つという観点から、できるだけ避けるべきです。


また、白米や小麦粉のような精製された穀類も、加工食品の一種といえます。

健康のためには、玄米や全粒粉のパンを選ぶほうが望ましいでしょう。

いきなり玄米100％に切り替えるのが難しければ、白米に1～2割の玄米や雑穀を混ぜるだけでも、十分に効果的です。

それだけで、1～2割アップどころではない健康効果が得られるはずです。

加糖飲料は「飲む毒」のようなもの

砂糖の過剰摂取は、肥満や生活習慣病、がんのリスクを高めます。

砂糖の入った食品は、腸内環境を悪化させる上に、健康全般に悪影響を及ぼします。その理由は、砂糖が血糖値を急激に上昇させるからです（その詳しいメカニズムは4章で解説します）。

食物繊維には糖の吸収を穏やかにする働きがありますが、先ほども書いたように、ジュースなどの加工食品にはほとんど含まれません。

砂糖の主成分であるショ糖や果糖が体内に入ると、食物繊維がないのでそのまま吸収されてしまうのです。

野菜ジュース、フルーツジュースのような一見、健康そうな飲料、スポーツドリンク、炭酸飲料、ミルクティ、カフェラテなどなど、砂糖を含む飲料の中には、角砂糖10個以上相当の砂糖が含まれているものがざらにあります。

また、長期的に腸内環境を悪化させていくだけでなく、大量の砂糖を含む飲み物を飲むことで、血糖値が急上昇し、急性の糖尿病のような症状を引き起こすケースすらあります。

これが「ペットボトル症候群」と呼ばれるものです。

ペットボトル症候群は、糖尿病だけでなく、肥満、中性脂肪の上昇、動脈硬化のリスク増など、健康全体に悪影響を及ぼします。

ブラックコーヒーに砂糖を入れるのもおすすめできません。


飲むものは、水、お茶、ブラックコーヒーなど、砂糖不使用のものを強く強くおすすめします。


砂糖入りの飲み物である加糖飲料は、「悪魔の飲み物」といえるでしょう。

どうしても甘みが欲しい、という方は、自然由来で添加物不使用のオリゴ糖のシロップや粉末を使うのがよいでしょう。

ただし、先ほども書いたように、オリゴ糖も万能というわけではありません。

基本的には「甘いものはあまり飲み食いしない」という生活習慣を身につけたいところです。

塩分のとりすぎは短鎖脂肪酸を減らす

塩分の過剰摂取は、高血圧や動脈硬化、脳卒中などのリスクを高めます。

さらに、塩分をとりすぎると、認知機能の向上や大腸がんの予防効果などがある、大事な大事な短鎖脂肪酸が減ってしまいます。

つまり、塩分の過剰摂取が腸内環境を悪化させることで、これらの病気のリスクも上がってしまうのです。

また最近では、血管の健康と老化の関係性も注目されています。

新型コロナウイルス感染症（COVID－19）の後遺症で、若年性認知症になるケースもあるのですが、これもウイルス感染による血管へのダメージが遠因になっているのではないかと考えられています。

減塩のポイントは、自然の食材を使った自炊を心がけることです。

冷凍食品やお惣菜、お弁当などの加工食品、インスタント食品には大量の塩分が含まれています。

たとえば、よくある普通のカップラーメン1個で、汁まで全部飲んでしまうと、それだけで1日の推奨塩分摂取量に匹敵します。


もし自炊が難しいという日であっても、調理不要で体にいい食品を少し取り入れるなどの工夫を心がければ、加工食品を減らせ、自然と減塩になるはずです。

納豆、豆腐、枝豆、ブロッコリーなどの冷凍野菜、ミニトマト、バナナ、チーズ、ヨーグルト、魚の缶詰など、簡単で栄養豊富な食材を取り入れていきましょう。

ちなみに、納豆やヨーグルトは加工食品ですが、基本的には健康食品です。

ただ、添加物を避けるため、納豆は添付のタレは使わず、ヨーグルトもプレーンなものを買ってください。

牛肉などの高脂肪食はほどほどに

動物性脂肪――特に牛肉や豚肉などの高脂肪食も、腸内環境を悪化させます。たんぱく質は必須栄養素ですが、動物性ではなく植物性のものを選ぶことが望ましいでしょう。

動物性脂肪に多い飽和脂肪酸は、悪玉菌のエサになります。

一方、青魚に豊富な不飽和脂肪酸の「オメガ3脂肪酸」は、善玉菌を増やす効果があります。

京都府京丹後市の健康長寿者の食事を調べた内藤裕二先生の研究でも、被験者の多くが赤身肉をほとんど食べず、植物性たんぱく質と魚を中心に摂取していたことが明らかになっています。

肉の食べすぎは、悪玉菌の増加→善玉菌の減少→短鎖脂肪酸の減少、という悪しきリレーによって、肥満のリスクも高めます。

「肉はいくら食べてもよい」という糖質制限ダイエットもあるようですが、腸内環境の観点に立てば疑問です。

また、近年注目を集めているのが、腸内にいる「やせ菌」です。

その代表格である「ブラウティア菌」は、日本人の腸内に多く存在し、脂肪のつきにくさと関連があることが示唆されています。

腸についての著作も多い國澤純先生の研究では、ブラウティア菌を増やすには栄養バランスの改善が効果的だったと報告されています。

腸内環境を整えるには、単一の食品に偏るのではなく、多様な食材をバランスよく摂取することが大切です。

「○○だけダイエット」のような極端な食事制限は、むしろ腸内フローラを乱す危険性があります。

多様性を意識して、バランスのよい食事をする。

その上で、加工食品や砂糖の多い食品は、できるだけ控えてください。完全に避けるのが難しいという方は、ストイックな生活で知られるが、実は甘いもの好きな大谷翔平選手のように、「たまのご褒美」にできるとよいでしょう。

普段の食生活では、自然の食材を使った手料理を中心に、腸に優しい食事を心がけるのが理想です。

12 「ヨーグルト、納豆を食べていれば安心」は、半分本当で、半分ウソ？

他の腸によい食材とは切り口が変わるので、ここまで出番を待っていてもらいましたが、ヨーグルトや納豆などの発酵食品は腸活の主役的存在です。

これらの発酵食品は、「プロバイオティクス」と呼ばれています。

イギリスの微生物学者ロイ・フラー氏は、１９８９年に発表した論文で、プロバイオティクスを「腸内フローラを改善する生きた微生物」と定義しました。

現在はその範囲が広がり、食料農業機関（ＦＡＯ）と世界保健機関（ＷＨＯ）との合同会議で採択された「必要な量を接種すると、宿主にメリットをもたらす生きた微生物」という意味で用いられています。

ヨーグルトなどで、「生きて腸に届く」といったコピーがあるのも、生きた微生物が大事だからです。

ただし、だからといって「死んだ微生物（死菌）が無意味」ではありません。

たとえば、死んだ乳酸菌が善玉菌のエサになることもわかっています。

では、どんな発酵食品を食べればいいのか？

これは正直、難しい問題です。

たとえば、ビフィズス菌は日本人に多い腸内細菌です。

しかし、腸内細菌の5割近くをビフィズス菌が占める日本人もいれば、ほとんどない日本人もいます。

なので、ヨーグルトも、乳酸菌入り、ビフィズス菌入り、両方入りと色々な商品がありますが、どれがいいかの正解は人それぞれです。

また同じ乳酸菌入りでも、商品ごとに違いがあり、人によって合う商品、合わない商品もあるものです。

ですから、一見手間に見えますが、

①「よさそうな商品を2か月程度常用しながら、体調の変化を記録する」

↓

②「よい結果が出たら使い続け、そうでなければ別の商品を試す」

というやり方が、結局は確実なやり方になると思います。

また、自分に合うものが見つかっても、腸内フローラの多様性キープのために、たまには違う商品を食べることも大切です。

自分に合う商品を複数見つけた上で、ローテーションできると理想的です。

空腹時のヨーグルトはＮＧ！　発酵食品は食事中か食後に

とはいえ、プロバイオティクスだけでは「半分本当」。

それだけで満点に近い点数はとれません。

そこで大切になるのが「シンバイオティクス」です。

これは、プロバイオティクスと、善玉菌のよいエサ（食物繊維など）を意味する「プレバイオティクス」の組み合わせという意味です。


生きた善玉菌と、それが喜ぶエサをセットでとる。これが腸活の正解です。

また、シンバイオティクスでは、食べる順番も大切で、プレバイオティクス→プロバイオティクスが正しい順番です。

空腹時は胃酸が強く、善玉菌が死ぬ確率が上がるので、「ヨーグルトだけの朝食」というのは腸活的には不正解。発酵食品は食事中か食後にとりましょう。

ポストバイオティクスにも注目！ でも菌のリレーが理想

さらに近年は、「ポストバイオティクス（短鎖脂肪酸など、腸内細菌がつくる、健康にいい代謝産物）」のサプリメントも増えています。

ストレス緩和や睡眠の質向上に効果がある「GABA（γ－アミノ酪酸）」もポストバイオティクスの一種です。

私たち二人は「自然そのままの食材を自炊」を基本としていますので、サプリメント類は、ほぼ使いません。

でも、そんな私たちも酪酸菌のサプリメントは常用しています。

それだけ、腸内細菌やポストバイオティクスが重要だと考えているわけです。

ただ、科学の進歩でゲームチェンジャーが現れるかもしれませんが、現時点でポストバイオティクスのみでできることには限界があります。

理想はあくまでも「菌のリレー」をつなぎ、短鎖脂肪酸などを作ることです。

シンバイオティクスにも取り組みつつ、日々の食事で元気な腸内フローラを目指しましょう。

その上で、最も重要なのは「継続」です。

食生活等の生活習慣を変え、それを継続すると、2～8週間で腸内フローラは変化します。

しかし、その習慣を止めてしまうと、腸内フローラも以前の状態に戻ります。

つまり、食事で取り入れる微生物は、「任期の決まった助っ人」なのです。

プロバイオティクスを適切に行い、生きた乳酸菌やビフィズス菌が腸に届けば健康効果を得られます。

しかし、その効果を継続するには、助っ人とそのエサを、入れ替わり立ち替わり、腸に届け続けることが必要不可欠です。

13 ― 腸内細菌が腸を食べ始める⁉ リッキーガット症候群

健康的な生活を送るための特効薬はありません。

だからこそ、健康法の基本は「継続」で、腸活にも同じことが言えます。

とはいえ、プロバイオティクスだの、シンバイオティクスだのと、聞き慣れない言葉を持ち出されても、「何だか面倒くさそう」と感じてしまう方もいるでしょう。

そこで、みなさんに腸活を続けるモチベーションを持っていただくために、ちょっと怖い話をしてみましょう。


……と言っても、もうタイトルでネタバレしているわけですが、腸内細菌のエサが足りなくなると、なんと菌が腸を食べ始めてしまうのです。

腸内細菌が腸を食べる？　ムチンの重要性

想像しただけでゾッとしますが、これは非常に由々しき問題です。

短鎖脂肪酸の働きを示す図表などで、「腸管バリア」の機能について触れました。これは本当に大切な機能で、腸は常に外部からの異物にさらされています。つまり腸は、体内への異物の侵入を防ぐ、重要な関所でもあるのです。間違って飲み込んでしまった異物や、病原菌、ウイルスなどから身を守るために、健康な腸はバリアを張って立ち向かっています。

また近年は、アレルギーやCOVID－19対策としての腸活も注目されています。それは、腸にアレルゲンやウイルスから体を守る機能があるからです。

逆に言えば、この機能が低下すると、花粉症の症状悪化や、ＣＯＶＩＤ－19に感染した際に重症化しやすくなる、といったリスクが上がってしまいます。

そんな重要なバリア機能を支えているのが、「ムチン」というたんぱく質を主成分とする粘液です。

ムチンが腸の表面を覆うことで、異物の侵入を防いでいます。

ところが、エサが不足している腸内細菌は、このムチンを食べてしまうのです。

先述したように、腸内細菌は体内に偶然住み着いただけ。

結果的に、短鎖脂肪酸などの有用な物質を作ってくれることもあるけれど、別に人間のために働いているわけではありません。

菌にとっては、

「食物繊維があればありがたいけど、なければムチンでも食べるか……」

といった程度の話で、私たちにとってどれだけ悪影響のある現象でも、生存本能に基づく自然な行動でしかないんですね。

「リーキーガット症候群」という新たな健康リスク

腸内細菌がムチンを食べるのが当たり前になる。

そうして腸のバリア機能が低下した状態を「リーキーガット症候群」といいます。

リーキーガットとは「漏れやすい腸」という意味で、リーキーガットは「腸漏れ」とも呼ばれます。

腸のバリア機能が低下すると、本来なら腸内にとどまるべき物質が体内に漏れ出してしまいます。

この状態が続くと、体内に染み出た異物が各所で炎症を引き起こし、アレルギーや自己免疫疾患のリスクを高めると考えられています。

近年の研究で、肥満や糖尿病、うつ病等とリーキーガットとの関連も指摘されており、現代人の健康を脅かす新たな問題として注目を集めているのです。

リーキーガットを防ぐには、腸内細菌のバランスを整えるしかありません。腸内細菌によいエサを与えて、よい腸内フローラを維持して、ムチンを食べる必要のない状態にする。

そうして、腸のバリア機能を維持するのです。

ここまでに挙げた「腸によい食事」以外で、リーキーガット対策で特におすすめなのが、肉や魚の骨を長時間煮込んで作る「ボーンブロススープ」です。ボーンブロススープには、バリア機能を高めるコラーゲンやゼラチン、アミノ酸が豊富に含まれています。

ぜひ、腸内環境によい食材と一緒に、ボーンブロススープを日々の食事に取り入れてみてください。

リッキーガット症候群がもたらす慢性炎症は、非常に危険

より真剣に腸活に取り組んでいただくために、さらに怖い話をします。

それが、リーキーガットが招く「慢性炎症」です。


ここまでに、何度か「腸の炎症を引き起こす」と書いてきました。

さらっと書いていますが、実はこれは大問題で、腸以外の臓器なども含めて、健康になるための最重要ターゲットと言っても過言ではありません。


まず「炎症」とは、異常な細胞を排除しようとする体の防御反応です。

怪我をしたり、風邪をひいたりすると、患部が赤く腫れ上がるのを見たことがありますよね？　これも炎症の一例です。

しかし、慢性炎症は少し様子が違います。虫刺されなどのように、目に見える症状はありませんが、体内で炎症反応が絶えず続いているのです。

これが、健康に大きな悪影響を及ぼします。

私たちのような健康書マニアにはもはや常識ですが、慢性炎症は、心疾患、糖尿病、がん、認知症など、さまざまな病気のリスクを高めます。

さらに慢性炎症は、老化のスピードを速める原因にもなります。

長寿の方々は、総じて体内の炎症レベルが低いことが判明しています。

つまり慢性炎症は、健康長寿の大敵と言える存在なのです。

『最高の体調』（鈴木祐著、クロスメディア・パブリッシング）では、慢性炎症をこのように表現しています。

人体を守るために免疫システムが激しい戦いをくり広げるせいで、血管や細胞といった周辺組織にまでダメージがおよび、やがて全身の機能が下がっていくからです。戦争が長びいたせいで水道管や電線が破壊され、やがて国力が下がっていくのに似ています。

『最高の体調』より引用

リーキーガットになると、異物が絶えず体内に侵入してきます。

これは、腸漏れを防げない限り、免疫細胞が休む間もなく働き続けることを意味します。

その結果、慢性炎症を引き起こしてしまうのです。

ところが、こんなに恐ろしい慢性炎症なのに、自覚症状はほぼありません。

だから「なんだか疲れやすいな」程度で済ませてしまいがちです。

原因を探ろうとしないうちに、いつの間にか健康を大きく損ねてしまう。

ですから、明らかに調子を崩して、病院に行って、ようやくリーキーガット症候群や、そこから派生した別の病気に気づくようでは遅いのです。

気づきにくいのに、悪影響は甚大な慢性炎症を防ぐには、炎症を起こしにくい食生活を送るしかありません。

日頃から腸内環境を整え、リーキーガットにならないようにする。

基本的には自炊をおすすめしますが、先ほど紹介した骨を長時間煮込んで作るボーンブロススープが難しければ、通販などで買える市販商品の利用も一つの手です。

また、圧力鍋などで、調理時間の時短をすることもできます。

骨から溶け出す「ゼラチン」には、腸のバリア機能を高める効果があります。

アミノ酸の一種「グルタミン」も、腸の粘膜を修復し、炎症を抑える効果があります。

リーキーガットを防ぐ食生活で、慢性炎症から身を守りましょう。

14 — 腸活本に共通する、気になるトピックベスト6

本章の最後に、腸活の良書に共通してよく登場するトピックを6つ厳選しました。ここでは、それぞれのトピックについて解説していきます。

基本的には、これまでにお伝えした「腸によい食事をとり、悪い食事を避ける」という原則を守れば、みなさんの腸内環境は大きく改善するはずです。しかし、個人差や例外もあるため、思うような結果が出ない可能性もあります。

そんなとき、健康と食事についてのより深い知識があれば、モチベーションを維持しつつ、軌道修正もしやすくなります。

第1位 腸活の基本は食事＋運動にあり！

ここで紹介するのは、腸活の本でよく取り上げられるトピックのランキングではなく、この本の食事法と合わせて実践していただきたい項目の優先順位です。

その第1位は「運動」です。

腸に悪い食事をしていた方は、食事の改善だけでも100点です。

そこからさらに上の200点に持っていってくれるのが運動なのです。


激しい運動である必要はありません。

ウォーキングなど、適度な運動で十分です。

運動によって腸の動きが活発になり、便通が改善されるだけでなく、腸内フローラのバランスも整えられると考えられています。

第2位

「○○だけ」はNG! 多様性キープのために、普段食べない食品を食べる

繰り返しになりますが、腸内細菌だけでなく、腸によい食事でも重要なのが「多様性」です。

いつも同じヨーグルトを食べているなら、たまに別のブランドに変えてみる。サラダの具材もできるだけ変化をつける。そんな食事が大切です。

腸内細菌は多様であればあるほど健康的だと考えられています。

同じ菌ばかりを優遇しないよう、意識的に食事に変化を持たせましょう。

しつこくなりますが、「○○だけダイエット」などもってのほかです。

ここで注目したいのが「食べたいと感じるもの」です。

実は、私たちの食欲は「第二の脳」とも呼ばれる腸が操っている可能性が指摘されています。

つまり、自分の生存に都合のよいエサを欲している腸内細菌が、私たちの食欲をコントロールしている――。そんなことが考えられているのです。

だからこそ、欲望のままに食べたいものを食べるのは要注意です。

その司令を出しているのが、健康によい腸内細菌とは限りません。

むしろ、人間が「美味しい」と思うものは、大抵体に悪いもので、動物性脂肪や砂糖や塩がたっぷりだったりするものです。

欲望のまま暴走する食欲、その正体は特定の悪玉菌を喜ばせる罠かもしれません。

腸によい食材のうち、あまり食べていないものを意識的に摂取して、体内の善玉菌を育てていきましょう。

第3位

腸の動きをよくして便秘知らずに

実は腸の動きは、「第二の脳」である腸の「腸管神経系」が司っています。つまり、腸に悪いことをすれば、腸の動きも悪くなってしまいます。


腸の動きの悪さは、便秘につながります。

便秘は単なる不調ではありません。

腸内にガスがたまったり、便が腸内細菌の悪いエサになったりと、健康への影響は小さくありません。

特にリーキーガットの状態だと、有害物質が体内に吸収されるリスクもあります。

男性も、加齢とともに腸の機能が衰え、便秘に悩まされることが増えます。

便秘を防ぐには、善玉菌を増やす食事と適度な運動が何より大切。ラジオ体操など、お腹周りの筋肉を刺激する運動が特に効果的です。

第4位 「糖質制限」が食物繊維不足を招いている!?

実は、肉の食べすぎなどを抜きにしても、糖質制限そのものが大問題です。

食物繊維、特に善玉菌のエサとなるレジスタントスターチは、米やパン、麺など、炭水化物を多く含む食品に豊富です。

もちろん、炭水化物のとりすぎは肥満や生活習慣病のリスクを高めます。

ですが、現代人はもともと食物繊維が不足しがちです。

そこからさらに糖質制限で主食を控えることで、食物繊維摂取量が危機的なレベルまで落ち込みかねません。

短鎖脂肪酸の生成も減るため、痩せにくい体質になってしまいます。

肥満の原因はカロリー過多ではなく、食物繊維不足とする研究もあるほどです。

第5位

「目に見えない病気」を防ぐのが腸活

慢性炎症は、ありとあらゆる病気の温床となります。

がんを例に挙げるまでもなく、多くの病気は自覚症状が乏しい初期段階から進行していきます。

このような目に見えない病気や不調を防ぐには、慢性炎症を引き起こさない食事を心がけ、腸を健康に保つことが何より重要です。

裏を返せば、腸活こそががんなどの重大疾患の予防につながるということ。

また、腸の健康は心の健康とも深く関わっています。

幸せホルモンと呼ばれるセロトニンの多くは腸で合成されており、腸内環境の乱れは認知症やうつ病のリスクを高めることが知られています。

心身ともに健やかでいるために、腸活は避けて通れないテーマです。

第6位

「腸によい食事」が合わない理由は「高FODMAP食」!?

腸によい食事をとって、運動なども適度にしても効果が感じられない場合があります。

そんなとき、実は病気が隠れている可能性が否定できません。

しかし、実際に検査をしても、健康上の問題が見つからず、それでも、便秘や腹部膨満感に悩まされる人もいます。

そんな方に知っておいてほしいのが「FODMAP」です。

これは、大腸で発酵する糖質の頭文字をとった総称で、食物繊維やオリゴ糖など、善玉菌が喜ぶものが多く含まれています。

ところが、このＦＯＤＭＡＰのとりすぎが逆効果になる人もいるのです。

腸内で糖質が発酵しすぎると、ガスが溜まって不快な症状を引き起こします。

ここで思い出してほしいのが、「薬も過ぎれば毒となる」という言葉です。

フラクトオリゴ糖のサプリメントにも、「大量摂取で下痢の恐れあり」との注意書きがあるのですが、善玉菌のエサも、とりすぎれば毒になり得るんですね。

もしご自身がＦＯＤＭＡＰに敏感だと感じたら、「低ＦＯＤＭＡＰ食」を中心とした食生活を試してみてください。

インターネットで検索すれば、詳しい食品リストが簡単に見つかります。

たとえば、小麦は高ＦＯＤＭＡＰ食品ですが、米は低ＦＯＤＭＡＰ食品です。

第2章

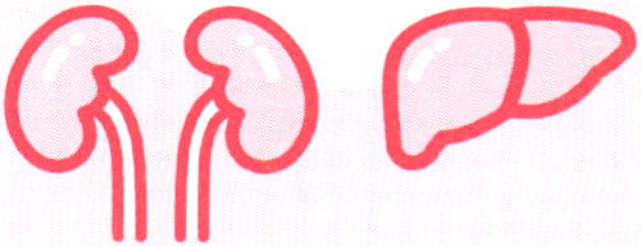

現代社会は、肝臓と腎臓を壊す食品だらけ

肝臓と腎臓によい食事（概要）

1
何を食べないかが重要

2
アルコール、加工食品全般

ハム、ソーセージ

果糖ぶどう糖液糖に注意

3
コーヒーはおすすめ

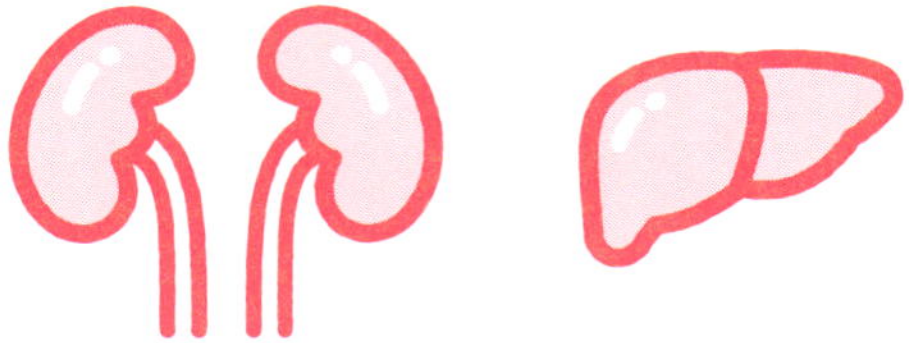

【腎臓】	【肝臓と腎臓】	【肝臓】
・血液をろ過 ・寿命を延ばす ・腎機能の維持	・毒素、老廃物を排出	・肝臓の役割は５００以上 ・脂肪肝を予防 ・肝機能の維持

01 肝臓と腎臓については、「何を食べるか」よりも「何を食べないか」

現代人の食生活には、肝臓と腎臓に悪影響を及ぼす食品があふれています。

これは非常に困った問題なのですが、その内容に入る前に、肝臓と腎臓そのものについて、簡単な解説をしておきましょう。


まずは肝臓から。

「お酒は肝臓に悪い」とよく言われるので、お酒を飲まない人はあまり気にしなくていい臓器だと思う方もいるかもしれませんが、そんなことはありません。

肝臓は、私たち人間の心身を支える、重要な臓器なのです。

人体の中で、脳と並ぶ最も大きな臓器である肝臓。

その役割は500以上あると言われていますが、たとえば「血液から老廃物や毒素、老化した細胞などを取り除く」という働きがあります。

アルコールもこの「毒素」に含まれ、飲みすぎると解毒作用が追いつきません。

だから、飲みすぎると「血中アルコール濃度」が上がるんですね。

この解毒作用以外にも、

- **脂質の消化・吸収を助ける「胆汁」の分泌**
- **消化した栄養を、体内で必要なもの・エネルギーに変える「代謝」**

といった働きがあります。

胆汁は、腸の脂質の吸収を助けてくれます。

また、せっかく元気な腸が適切な栄養素を吸収しても、肝臓で代謝できなければ意味がありません。

第1章で説明した通り、腸はとても重要な臓器です。

しかし、その仕事が適切に行われるには、肝臓のサポートが必須なんですね。

続いて、腎臓について見ていきましょう。

- **1日約150ℓの血液をろ過、老廃物やいらないものを尿にして排出する**
- **塩分等の電解質の量や、血圧を調節する**
- **赤血球をつくるホルモンを分泌する**

言うまでもなく、これらの働きは非常に大切です。

だからこそ、腎機能が著しく低下してしまうと、生きるために人工透析が必要になってしまうわけです。

しかし、それだけではなく、最新の研究で、腎臓は人間の「老化」と「寿命」に大きく影響することが明らかになりつつあります。

この驚くべき最新知見については後ほど詳しく解説しましょう。

そして最大の問題点が、肝臓と腎臓は「沈黙の臓器」である点です。

肝臓も腎臓も、少々ダメージを負っていても自覚症状が出ません。

自覚症状を感じたときは、すでに取り返しのつかない状況で、ステージの進んだ肝臓がんや、人工透析が必要なレベルの腎不全でもおかしくないのです。

なので、とにかく日頃から肝臓と腎臓を労ることが、何よりも大切になります。

そして、そのために考えるべきは、沈黙の臓器を守るために、肝臓や腎臓に悪いものを避けること。まずは「何を食べないか」。「何を食べるか」はその後です。

02 — 身近な加工食品は肝臓や腎臓に悪いものだらけ!

繰り返しになりますが、現代人がよく食べて、飲んでいるものの中には、たくさんの肝臓や腎臓の健康に悪いものが含まれています。

インスタント食品やレトルト食品、ファストフード等の加工食品は要注意です。多くの商品に、健康に悪影響を及ぼす添加物が使われています。

アルコールは、肝臓にも腎臓にもよくありません。

他にも、ポテトチップスやその他のスナック菓子には、トランス脂肪酸が多く含まれています。

大量生産品に用いられる揚げ油に含まれるトランス脂肪酸の過剰摂取は、肝臓に脂肪が溜まる脂肪肝のリスクを高めることが知られています。

加糖飲料に含まれる大量の糖分もよくありません。肝臓での脂肪合成を促し、脂肪肝や肝硬変のリスクを高めますし、腎臓の負担も大きくなります。

さらに、ベーコンやハム等の加工肉などに含まれる飽和脂肪酸や塩分も問題です。飽和脂肪酸は肝臓の脂肪蓄積を促進しますし、塩分の取りすぎは腎臓の機能低下につながります。

「動物性脂肪」「砂糖」「塩分」「アルコール」をとりすぎると、腸によくないと1章で説明しました。これらは、肝臓と腎臓にも悪いわけです。

おまけに加工食品やお酒は、スーパーやコンビニで簡単に入手可能です。

つまり、現代社会では、普通に生活するだけで、私たちの肝臓や腎臓が、すでに小さな悲鳴を上げているかもしれないのです。

03 日本人の3人に1人が脂肪肝 中性脂肪をスッキリ落とす食事術

肝臓の健康を維持するには、中性脂肪を溜めないこと、そして溜まった中性脂肪を効果的に落とすことが大切です。

しかし、日本人の3人に1人――約4000万人が脂肪肝だといわれています。脂肪肝とは、肝臓に脂肪が過剰に蓄積した状態で、放置すると、肝硬変や肝臓がんなどの重篤な疾患に発展する危険性があります。

脂肪肝の主な原因は、糖質や脂質の過剰摂取です。

体内で余ったエネルギーは中性脂肪に変換され、皮下脂肪や内臓脂肪として蓄積されます。

特に注意したいのが、皮下脂肪や内臓脂肪に収まりきらなかった脂肪が、本来蓄積されるべきでない肝臓や筋肉などに溜まる「異所性脂肪」です。

異所性脂肪は見た目では判断できないため、お腹まわりが細く、痩せている人でも蓄積されていることがあります。

また、日本人は、欧米人に比べて皮下脂肪がつきにくく、内臓脂肪や異所性脂肪が蓄積されやすい体質とされています。

加えて、加齢とともにその傾向が強くなるため、中高年は特に要注意。

どんなに見た目がスマートでも、肝臓が元気とは限りません。

さらに怖いのが、1章でその恐ろしさを説明した慢性炎症です。

内臓脂肪や異所性脂肪は、単に余分なエネルギーが蓄積されているだけではありません。

これらの脂肪は体内で異物として認識され、免疫システムを活性化させます。

その結果、慢性的な炎症状態を引き起こし、肝臓の健康を脅かします。

アルコールは飲まないのが理想だが……どうしても飲むなら気をつけたい5つの飲み方

内臓脂肪を減らすためには、まずアルコールの摂取量を控えることです。

アルコールは肝臓で代謝されますが、その過程で脂肪の蓄積を促進し、さらに分解を妨げる働きがあります。

つまり、飲酒は二重に悪影響があるわけです。

さらにアルコールの過剰摂取は、脂肪肝だけでなく、アルコール性肝炎や肝硬変などの肝疾患のリスクも高めます。

肝機能の数値に異常が見られた場合は、断酒するか、少なくとも飲酒量を大幅に減らすことが賢明です。

とはいえ、どうしてもお酒を飲みたい方もいるでしょう。

肝臓は守りたいけど、どうしてもお酒をやめたくない、という方は、せめて上手にお酒と付き合うルールを設定していただければと思います。

大前提として「量を減らす」のが一番大切ですが、それ以外で私たちが絶対にやめてほしいと思うお酒の飲み方を5つ紹介します。

【その1　ノンアルコール飲料をチェイサーにする】

お酒ばかりを続けて飲まずに、水などのチェイサーを挟みながら飲む。

これだけなら、非常によいことなのですが、チェイサーをノンアルコールビールのようなノンアルコール飲料にしてはいけません。

なぜなら、それらの商品に含まれる人工甘味料や苦味料、カラメル色素などは、肝臓に対して大きなダメージを与える可能性があるからです。

アルコールという毒素を避けて、その他の毒素を飲むようでは本末転倒です。

チェイサーは、水や砂糖不使用のコーヒーやお茶、無添加のノンアルコール飲料にしてください。

【その2　脂質の多いおつまみと一緒に飲む】

「ビールと唐揚げが大好き！」という読者は少なくないと思います。

ですが、この組み合わせ、健康的には最悪です。

先ほど、飲酒自体が二重の意味で内臓脂肪を増やす行為だと書きました。

加えて油がたっぷりのものを食べたら、悪影響なのはいうまでもないことです。

ただ、空腹な状態でお酒を飲むのも問題です。

糖質やたんぱく質を代謝してくれるビタミンB6が消費されてしまい、糖質などがダイレクトに中性脂肪になってしまい、結局太りやすくなる。

そのため、ビタミンB1やたんぱく質が豊富な枝豆や、アルコールの分解を促進するタウリンが豊富なタコやイカなどをおつまみにするのがおすすめです。

【その3　筋トレの前後に飲む】

アルコールによる脱水と筋トレによる発汗の組み合わせで、体中の水分が減り、ストレスホルモン「コルチゾール」が分泌されて、筋肉の分解を促してしまいます。その他にも、男性ホルモン「テストステロン」が減って、これまた筋肉の合成が阻害されてしまいます。

筋トレは健康にとって素晴らしい習慣ですし、運動の後の一杯はとても美味しいと思うのですが、無添加のノンアルコール飲料で我慢したいところです。

また、飲酒後の運動は、脱水や一時的な血圧アップなどにより、多種多様な死亡リスクを上げてしまいます。

【その4　チューハイやカクテルを飲む】

人工甘味料などの添加物や、砂糖のリスクはすでに述べた通りです。

ただでさえ体に悪いお酒に、それらが含まれていたら、肝臓へのダメージは二重三重に増すことは容易に想像できるでしょう。

どうしてもチューハイが飲みたい、という方は、ストレートの焼酎を炭酸水で割るプレーンチューハイにしてください。

ちなみに、ノンシュガーやゼロカロリーの商品であっても、人工甘味料はむしろ肥満を招いてしまいます。

たとえば、人工甘味料は腸内の悪玉菌のエサになり、腸内環境が悪化することで肥満が促進される可能性が指摘されています。また、発がん性が指摘されている物質もあるので要注意です。

【その5　締めのラーメンを食べる】

お酒を飲んだ後、締めにラーメンやご飯ものを食べる方、たくさんいると思うのですが、これも非常によくありません。

アルコールによって満腹中枢が麻痺してしまったり、塩分がほしくなったりするので、脳は空腹感を覚えてスルスルと美味しく食べてしまいますが、実際に体が求めているわけではありません。

要するに、締めの炭水化物は、脂も糖も塩分も、全部とりすぎの状態。言うまでもなく、肝臓へのダメージは甚大です。

とはいえ、実はこれらは、非常によくはないものの、まだかわいいほうです。これらが我慢できないという方も、以下の4つだけは絶対にやめてください。飲酒後の筋トレなども死亡リスクがありますが、これらは文字通り死に直結する可能性がある飲み方です。

・薬と一緒に飲む
・一気飲みをする（特に高齢者）
・迎え酒をする
・寝酒をする（入眠は促進されるが、睡眠の質を著しく下げるので逆効果）

04 — 糖質、砂糖も肝臓の敵！中性脂肪を貯めない食事術

アルコール以外で内臓脂肪を増やす大きな要因は、糖質の過剰摂取です。
糖質のとりすぎは血糖値を上昇させ、インスリンの分泌を促します。
インスリンは脂肪の蓄積を促進する作用があるため、内臓脂肪が増えやすくなります。

なんとなく、脂肪肝＝お酒、というイメージがある方も多いと思いのですが、肝臓専門医の尾形哲先生によると、アルコールが原因ではない「非アルコール性脂肪性肝疾患」の患者は、日本人だけで約２０００万人にのぼるそうです。

つまり、お酒を飲まなくても、糖質をとりすぎると、簡単に脂肪肝になってしま

うのです。

とはいえ、糖質を極端に制限するのも危険。適度な糖質制限を心がけましょう。特に意識してほしいのが、甘い飲料を控えることです。

ＷＨＯは、１日の糖質摂取量を総カロリーの５％未満、砂糖換算で約25ｇに抑えることを推奨しています。

一方で、５００㎖のペットボトル１本分の甘い炭酸飲料には、この量を優に超える砂糖が含まれています。

この量の多さだけでも問題ですが、ジュースやコーヒーは食物繊維が少ないので、それらに含まれる糖分は、急速に吸収されて血糖値を上昇させます。

血糖値の急激な変動は、肥満や糖尿病、脂肪肝など、さまざまな健康リスクを高めることが知られています。

日常的に飲むなら、水や甘くないお茶、ブラックコーヒーがおすすめです。

加工食品が中性脂肪を爆増させる

要注意の糖質を避けるために、気をつけてほしいのが加工食品です。

尾形哲先生は著書『専門医が教える 肝臓から脂肪を落とす食事術 予約の取れないスマート外来のメソッド』(KADOKAWA)の中で、甘い飲料とともに、加工食品を「肝臓を傷めつける食材」としています。

加工食品に含まれる砂糖は、果糖とぶどう糖から構成されています。人間が砂糖を摂取すると、果糖とぶどう糖に分解されます。

さらに果糖も、ゆっくり消化吸収されると肝臓内でぶどう糖に変換されますが、その時間が足りないと、果糖のまま吸収される割合が多くなります。

果糖はぶどう糖よりも肝臓で代謝される速度が早いので、糖の吸収を遅くできない加工食品を食べると、果糖の割合が大きくなり、その分肝臓に負担がかかります。

果糖は肝臓に負担をかける上に、肝臓で中性脂肪に変換されるので、脂肪肝や血中に中性脂肪が溜まる「高中性脂肪血症」の原因にもなります。

そして、加工食品の中で最も避けてほしいのが「果糖ぶどう糖液糖」です。

この甘味料は、肝臓への負担が大きいだけでなく、肥満や脂肪肝のリスクを高めることが明らかになっています。

果糖ぶどう糖液糖は、清涼飲料水だけでなく、パンや調味料など、甘くないものも含む幅広い食品に使用されています。

ただ、あまりにも用途が幅広いので、１００％回避するのは困難です。

そのため、尾形先生は、甘い飲料に加えて、スナック菓子とカップ麺だけは完全に避けることを推奨されています。

また、甘い飲料で要注意なのが、フレッシュフルーツのジュースです。

ジュースやスムージーも、結局は加工食品です。

果物の果汁は砂糖ではなく果糖ですが、先ほど説明したように、果糖入りの飲料も肝臓に悪いので、フレッシュフルーツならいい、という話ではありません。

そして、果糖の消化吸収をゆるやかにするには、食物繊維の存在が欠かせませんが、加工によって食物繊維が著しく減っています。

糖質も大切な栄養素ですが、果糖をとるなら果物をそのまま食べましょう。

ちなみに、「ゆっくり吸収されれば、果糖はいくらとってもいい」という話でもありません。

ぶどう糖は血糖値を大きく上げますが、血糖値の急上昇はさまざまな健康リスクを高めます。

そして、果糖がゆっくりと消化されると、ぶどう糖に変換されるわけです。

つまり、果糖のままでも、ぶどう糖になっても、健康への悪影響は避けられないということです。

1章でも、腸にいい果物としてブルーベリーをおすすめしたように、砂糖ではなく果糖であっても、とりすぎには気をつけましょう。

また、繰り返しになりますが、人工甘味料入りのノンカロリー飲料も、健康への悪影響が懸念される研究が年々増えています。

基本的には、甘い飲料はどんなものであっても、避けるのが無難です。

どうしても甘いものが飲みたい方は、天然由来のフラクトオリゴ糖を使われることをおすすめします。

とはいえ、実は脂肪肝は、簡単に改善できます。

まずは、アルコールと糖質の摂取量を見直しましょう。

その上で、バランスの取れた食事と適度な運動を心がければ、内臓脂肪や異所性脂肪を減らすのは、そこまで難しくありません。

05 サプリメントも肝臓に負担をかける

正直なところ、1章を読んでいれば、細かい理屈は抜きにしても、糖質や加工食品が、肝臓にもよくないことは想像できるのではないでしょうか。

しかし、もう一つ、意外なものが**「肝臓を傷めつける」**ことがわかっています。

それが、**サプリメント**です。

肝臓の重要な働きに「代謝」があります。

体に悪いものを解毒するときも、体によいものを摂取したときも、同じように肝臓は仕事をすることになります。

つまりサプリメントに含まれる栄養素を代謝することで、肝臓に負担がかかってしまうのです。薬を飲むときも同様です。

生きる上で必要な栄養素は、食事から摂取するのが理想です。

本来、バランスの取れた食事をとれていれば、サプリメントは必要ありません。1章で書いたように、私たちはサプリメントをほぼ使いません。それも「サプリメントを使わない」という健康法なんですね。

また、代謝の負担だけでなく、サプリメントに含まれる添加物が、肝臓にダメージを与えることもあります。

サプリメントの使用が原因で起こる肝障害は、「薬物性肝障害」と呼ばれ、重篤な肝炎を引き起こすこともあるので気をつけてください。

もちろん、医師から処方された薬については、別です。常備薬を飲んでいる方は、服用を続けてください。

それでも、どうしても肝臓の健康状態が気になる——という方は、医師に相談するのが賢明です。

先ほども書いたように、脂肪肝は努力すれば必ず改善できます。肝臓は沈黙してはいるものの、再生力は高い臓器です。

尾形哲先生の患者さんは、3か月程度あれば脂肪肝が治るそうです。ぽっこりお腹に悩んでいる方は、ぜひこの本や尾形先生の著作を参考にして、脂肪肝を解消できる食生活を取り入れてください。

アルコールや糖質を減らし、加工食品やサプリメントを控える。

言うは易く行うは難し、かもしれませんが、重篤な症状でなければ、それさえできれば脂肪肝は必ず治ります。

06 肝臓が大喜びする10の神食品

肝臓を守るには、とにかく「何を食べないか」が大事。
ですから、ここまでの内容を実践できれば、基本的には文句なしです。
ただ、肝臓によい食材がないわけではありません。

まず、知っておくべきは、肝臓にも腎臓にも、共通してよいのが食物繊維だということです。

腸にもよい食物繊維は、肥満を防ぎ、お通じをよくしてくれます。
肥満はそのまま脂肪肝に直結しますし、有害なガスが腸内に溜まる便秘も肝臓にダメージを与えます（リーキーガット症候群ならなおさらです）。

このような理由から、食物繊維は肝臓によい効果をもたらすわけです。

腎臓については、「腸腎連関」と呼ばれる腸と腎臓の相関性が判明しています。たとえば、便秘がひどい人ほど慢性腎臓病になるリスクが上がることが明らかになっているのです。

食物繊維は腸内環境を良化させる。

その結果として、腎臓にも好影響が出るということです。

さらに、糖質の吸収をゆるやかにする食物繊維の働きも、肝臓と腎臓を守ってくれます。

肝臓によい食品

・ブラックコーヒー

コーヒーは肝臓に大きな健康効果を持つことが判明しています。

国立がん研究センターの井上真奈美先生らが、40〜69歳の男女約9万人を長期にわたって追跡調査した、貴重な研究があります。

同研究では、コーヒーをほぼ飲まない人と比べて、ほぼ毎日飲む人は肝臓がんのリスクが約半分になっています。

さらに、1日5杯以上飲む人は4分の1にまで低下し、コーヒーをたくさん飲んだ分だけリスクが下がる結果が出ています。

肝硬変とコーヒーについての調査も多く、他にも、毎日4杯以上飲む人は肝硬変になりにくいとする研究もあります。

また1日3〜4杯のコーヒーを飲む人の総死亡リスクが最も低下した、血管の老化を防ぐなどの健康効果も報告されています。

まさにコーヒーは、毎日飲むべき最高のクスリといえますが、飲むべきは朝です。

朝ならコーヒーのカフェインが睡眠に影響を与えません。

健康にもよく集中力も高まるコーヒーは、まさに朝に最適な飲み物なのです。

・**わかめ**

わかめは食物繊維が豊富で、その時点で肝臓によい食材です。

さらにマウスの実験で、脂肪が溜まりにくく、炎症の数値も下がる結果が出ています。

注目は、海藻類の一部にのみ含まれる水溶性食物繊維の「フコイダン」です。

脂肪が溜まりにくくなる以外にも、わかめには抗がん作用、免疫への効果、血液をサラサラにする効果、育毛効果などがあります。

しかし、そんな万能食材ですが、コーヒーと同じくとりすぎはＮＧです。

食物繊維をとりすぎるとお腹を壊すことがあります。また、海藻が含むヨウ素の過剰摂取になる可能性もあります。

おすすめは、わかめ入りの味噌汁を毎日飲むことです。

● アボカド

肝臓で働く抗酸化物質「グルタチオン」が豊富なアボカド。

非アルコール性の脂肪肝の被験者が、アボカドを含むバランスのよい食事をとったところ、肝臓の各種機能の数値が改善したという研究もあります。

当然ながら、飲酒・喫煙など、肝臓によくない生活習慣がある方には、なおさらおすすめの食材です。

健康にいいオメガ3脂肪酸の脂質を含むアボカドは、その他にもさまざまな健康効果がある栄養豊富な食材ですが、実はこれまた、とりすぎには要注意です。

アボカドは食物繊維や脂質が多いので、食べすぎると胃もたれや肥満につながります。

とはいえ、裏を返せば食べごたえがあるので、アボカドで満腹感を覚えて主食を減らす、といった食べ方に活用することもできるでしょう。

にんにく

にんにくは、糖質や脂質の消化吸収をコントロールしてくれます。

すでに述べたように、糖質や脂質のとりすぎは肝臓によくありません。

にんにくさえ食べれば、どれだけ糖や脂をとってもOK、という話ではありませんが、非常に心強い食材です。

さらに、にんにくに含まれる「アリイン」が体内で分解されてできる「アリシン」は、肝臓に蓄積された毒素を排出する効果もあるのです。

このアリシンは、にんにくの細胞を壊すと効率よく生成されるので、すりおろすか、みじん切りにして包丁で潰して料理に使うのがおすすめです。

ちなみに、いわゆる「にんにく臭」はアリシンから来ているので、にんにくの臭いが強い状態は、栄養的にはよいとり方ができた証拠です。

そして、これはご存知の方も多いと思いますが、にんにくもとりすぎはよくありません。

アリシンには強い殺菌効果があり、それが腸の悪玉菌を減らしてくれたりもするのですが、多すぎると善玉菌も減らしたり、胃が荒れたりするので要注意です。

アブラナ科の野菜

ブロッコリー、カリフラワー、キャベツ、ケール、チンゲン菜、大根、カブといったアブラナ科の野菜は「台所のドクター」と呼ばれています。

食物繊維や葉酸、ビタミンC・E・Kなどを豊富に含み、抗酸化作用を持つ物質も多く、肝臓を抜きにしても日常的に食べるべき野菜です。


そんなアブラナ科野菜は、肝臓がんのリスクを下げる効果もあります。

さらに、肝臓で働く解毒作用を持つ酵素を増やすこともわかっています。

現代人の多くは、アルコールや体に悪い添加物、サプリメント、薬など、肝臓に負担をかけるものを多く摂取しています。

サプリメントや薬にはメリットもありますが、先述したように肝臓に負担がかかることは避けられません。その負担を軽減してくれるのです。

●大豆食品

重要な栄養素であるたんぱく質は、肝臓の機能もサポートしてくれます。

しかし動物性たんぱく質は、脂質や塩分のとりすぎにつながりやすい。

そこでおすすめなのが、植物性たんぱく質を豊富に含む、大豆を使った食品（豆腐、納豆など）です。

抗酸化作用を持つ「大豆イソフラボン」や、コレステロールの吸収を抑制する「サポニン」も摂取できます。

●酢

肝臓によい納豆を食べるとき、強くおすすめしたい調味料が酢です。

醤油で食べる方が多いと思うのですが、健康的には酢納豆の圧勝です。

ちなみに、付属のタレやからしは添加物が多いので使わないようにしましょう。

酢に含まれる酢酸には「ＡＭＰキナーゼ」という、脂や糖の燃焼を促進する酵素を活性化する効果があります。

さまざまな研究でも、酢には脂肪を落としたり、腹囲を小さくしたり、ＢＭＩの数値を下げる効果が認められています。

さらに酢には、血糖値を下げる効果もあります。

余分な糖質は肝臓で中性脂肪になってしまうので、血糖値の低下は脂肪肝の予防にも直結します。

おすすめは、アミノ酸の含有量が多い、品質の高い黒酢です。

納豆に限った話ではなく、味が合う食材にはどんどん使って酢を摂取しましょう。

● 生・皮つきの真アジ

アジやイワシといった小型の青魚は、どんな健康書でも悪く書かれることがない素晴らしい健康食材で、必須アミノ酸（体内で合成できず、食品やサプリメントからとる必要があるアミノ酸）を豊富に含んでいます。

アジを含む魚を毎日食べることで、肝臓がんのリスクが有意に減少したとする研究もあります。


必須アミノ酸には肝臓の機能を向上させる効果があるのですが、生で皮つきの真アジは、食材に含まれるアミノ酸のバランスを示す「アミノ酸スコア」が１００点満点で、必須アミノ酸を効率よく摂取できます。

また青魚には、ＤＨＡやＥＰＡといった、不飽和脂肪酸のオメガ３脂肪酸も豊富に含まれています。

１章で善玉菌を増やす効果があると説明しましたが、このオメガ３脂肪酸は数々の健康効果を持つ最強の脂質と言える存在です。

・グリーン地中海食（緑茶、オリーブオイル）

魚とオリーブオイル中心の「地中海食」を、加工肉をとらず、野菜を豊富にとり、海藻と緑茶をとるという形にアップデートした「グリーン地中海食」も肝臓が喜ぶ食事です。

わかめ（海藻）と真アジの説明はすでにしたので、ここでは緑茶とオリーブオイルの健康効果を説明します。

まず緑茶は、抗菌作用と、肝臓を傷めつける活性酸素を取り除く高い抗酸化作用を持つポリフェノール「カテキン」を豊富に含んでいます。

加えて、その他の内臓脂肪や皮下脂肪の燃焼を促す効果もあり、肥満や脂肪肝に悩む人にピッタリの飲み物です。

そしてオリーブオイルに含まれる、不飽和脂肪酸のオメガ9脂肪酸には、コレステロール値の改善効果があります。

また、抗酸化作用を持つビタミンEやポリフェノールも含んでいます。

オリーブオイルをとる場合、ポイントが2つあります。

一つは、1章でも説明したように、高品質のエキストラバージンオリーブオイルを使うこと。

もう一つは、レモン汁と一緒に使うことです。オリーブオイルと同時にとることで、よりよい効果が得られることがわかっています。

さらにレモン自体にも「クエン酸」や「エリオシトリン」等の肝臓によい成分が含まれているので、一石二鳥、三鳥の効果が期待できます。

● 玄米、オートミール

グリーン地中海食を取り入れてみようと思われた方がいる場合、注意していただきたいのが、主食をどうするかです。

私たちはそもそも主食を食べないことが多いのですが、グリーン地中海食をそのまま真似すると、主食は基本的にパスタになります。

しかし、健康目的なら、パスタはあまりおすすめできません。

まず、精製された小麦粉を使った白いパスタは、血糖値を急上昇させます。

おまけに、日本人はグルテンが原因でさまざまな不調が起こる「グルテン不耐症」である割合が非常に多いと言われています。

そして、全粒粉のパスタであっても、グルテンフリーではありません。

そのため、主食を食べるなら、玄米やオートミールがおすすめです。

1章でおすすめした大麦やもち麦もグルテンフリー食材ですが、ある食品や花粉にアレルギーがある場合、構造が似たものでもアレルギー反応が起きる「交差抗原性」というものがあります。

そのため、グルテン不耐症の方が別の麦を食べたとき、不調が起きる可能性もあるので、その点には注意してください。

07 ― 肝臓に負担をかけ ボロボロにする最悪の食品たち

・アルコール

アルコールは分解できるのに、なぜ肝臓に悪いのか？

健康成分を含むサプリメントであっても負担がかかる、という話と同じ理屈ではあるのですが、もう少し詳しく説明しましょう。

体内に入ったアルコールは、肝臓で酵素の働きによって「アセトアルデヒド」という物質に分解されます。

最終的には水と二酸化炭素に分解されますが、アセトアルデヒド自体は人体に有害で、お酒を飲みすぎて分解されないアセトアルデヒドは、二日酔いの頭痛などを引き起こします。

さらに、アルコールは分解される過程で、増えすぎるとさまざまなデメリットが生じ、老化の原因にもなると考えられている活性酸素も生成してしまいます。裏を返せば、お酒が好きな方は、せめて活性酸素から体を守る、抗酸化作用を持つ食材を意識的に多くとるようにしたいところです。

●加工食品

動物性脂肪、砂糖、塩分のとりすぎは肝臓に悪い。

当然ながら、果糖ぶどう糖液糖や人工甘味料などの添加物も問題です。

加工食品はできるだけ食べないことが正解です。

コンビニ弁当や、スーパーのお惣菜を毎日利用している方は、できる限り自炊の割合を増やすようにしてもらえたらと思います。

●赤身肉

動物性たんぱく質も大切な栄養素ですし、適量であれば問題ありませんが、動物性脂肪＝肉に含まれる飽和脂肪酸のとりすぎはよくありません。

飽和脂肪酸の過剰摂取は、悪玉コレステロールや中性脂肪を増やしてしまい、脂肪肝のリスクを高めます。

●100％フルーツジュース

フレッシュフルーツを使用したジュースは、砂糖入りのジュースに比べれば栄養価があるとは言えるでしょう。

しかし、すでに説明したように、果糖を直接とっても肝臓はダメージを受けます。だから砂糖不使用のフルーツジュースならＯＫ、とはなりません。

特に１００％のフルーツジュースは、果糖の量が多く、しかし加工によって食物繊維量は激減しているので、砂糖入りのジュース同様に避けるべきです。

とはいえ、果汁が少ないフルーツジュースは、その分添加物や甘味料や砂糖が加わっているものばかり。

結論としては「甘い飲料は飲まない」に限ります。

08 ― 約1300万人が慢性腎臓病 腎臓のために、無機リンを遠ざけよう

続いて、腎臓を守るための「何を食べないか」を見ていきましょう。

腎機能が大きく低下すると、人工透析が必要になる腎臓。
おまけに肝臓と違って、腎臓の機能は一度低下すると非常に戻りにくい。
ところが「沈黙の臓器」なので、早いうちから不調に気づくのも困難です。

だから、腎臓を守るには、肝臓以上に「今このときから、負担をかけない生活をする」意識が必要不可欠です。

若い読者は無縁の話と感じるかもしれませんが、断じてそうではありません。

日本人のうち、約１３００万人が末期腎不全の予備軍である慢性腎臓病といわれています。

末期腎不全患者は、認知機能低下のリスクが有意に高くなります。

またアメリカの最新研究では、中年期までに腎機能が低下した人は、認知機能の低下も早まる可能性も示唆されています。

さらに近年は、本章冒頭で書いたように、腎臓が「老化」と「寿命」に大きく関わっていると考えられています。

健やかな老後、幸せな人生を望むなら、ぜひ腎臓によい食生活に取り組んでもらえたらと思います。

加工食品に潜むリンの脅威

腎臓には、体内の状態を保つ機能があります。

近年、それが老化に関係すると示唆する研究結果が増えています。

その知見をまとめている、『腎臓が寿命を決める 老化加速物質リンを最速で排出する』（黒尾誠著、幻冬舎）の記述を、以下に引用します。

よく、「動物の寿命は体の大きさに比例する」と言われますが、黒尾先生は、その説に当てはまらない長寿命の動物として、ハダカデバネズミとコウモリとヒトを挙げた後、このように書かれています。

先ほど挙げた動物を「血液中のリン濃度の順」で並べ替えたとしましょう。すると、ハダカデバネズミやコウモリ、ヒトも、寿命の長さの順番通りきれいに並ぶのです。いま一度整理すると、血中リン濃度が高い動物から低い動物へと並べていった場合、「ネズミ3年→ウサギ10年→ヒツジ20年→ハダカデバネズミ28年→コウモリ30年→ゾウ70年→そしてヒト……」という順になります。

『腎臓が寿命を決める』より引用

老化が早い人と遅い人、早く亡くなってしまう人と長生きする人。

これらを分けるのが、腎臓の機能だと黒尾先生は説かれています。

腎臓は尿をつくる器官だと思われがちですが、尿によって余計なものを排出することで、体内の状態を保っています。

腎機能が正常なら、毎日バラバラの食事をしていても、体内の塩分やカルシウムやリンなどの量を、一定の範囲内にキープしてくれます。

では、体内の状態を保つ機能は、どうすれば落とさずにいられるのか。

その答えが、書名にもある「リン」になります。

リンは、骨やＤＮＡ、細胞膜の主成分として欠かせないミネラルです。ただし、現代の食生活では過剰摂取になりがちです。

日本人の推奨リン摂取量は、成人男性で１０００㎎／日、成人女性で８００㎎／日ですが、令和元年（２０１９）年の国民健康・栄養調査では、男性は平均１０７９㎎／日、女性は平均９４２㎎／日となっています。

これだけでも推奨摂取量を超えていますが、実はこの数字には、加工食品に含まれるリンの量は加算されていません。

さらにリンは、ソーセージ、ハムなどの加工肉、そのほか多くの加工食品に含まれているものの、使用量の表示義務がありません。

ですから、実際の摂取量は間違いなくもっと多い上に、実際の数字はほぼ不明と言って差し支えありません。

では、黒尾先生が「老化加速物質」とするリンを、どうすれば減らすことができるのか。

実は、その答えも、もはやおなじみの加工食品にあります。

リンには「有機リン」と「無機リン」の2種類があります。

有機リンは肉や魚、野菜、乳製品などの天然食品に含まれ、体内への吸収率は20～60％と比較的低めです。

一方、無機リンは食品添加物として加工食品やファストフード、インスタント食品に多く使用されています。吸収率も90％以上と非常に高いです。

川崎医療福祉大学の武政睦子氏らによる「市販ソーセージ類のリン含有量の実態について」によると、市販のソーセージでは１００ｇあたり１８０㎎のリンが含まれているものもあり、そのほとんどが9割以上体内に吸収される無機リンです。

ゆでると10％弱リンが減るという報告もありますが、対策としては弱いと言わざるを得ません。

つまり、腎臓を守るために減らすべきリンは、無機リンということです。無機リンを多く含む加工食品としては、

- **ハム、ベーコン、ソーセージなどの加工肉**
- **ちくわ、カニカマなどの練り物**
- **インスタント麺、カップ麺**
- **スナック菓子**
- **清涼飲料水（加糖飲料以外の甘くないものにも含まれています）**
- **缶詰、レトルト食品**

などが挙げられます。

腎臓は、体内のリンを尿中に排出することで濃度を一定に保っています。

しかし、長年の過剰摂取が続くと、腎臓に大きなダメージが積み重なります。

余分なリンが溜まると、「血管石灰化」が促進され、心筋梗塞などに直結します。

また、すでに多くの人が当事者である慢性腎臓病患者の場合、リンの排泄が困難になり、「高リン血症」を引き起こします。

高リン血症は、血管石灰化、心筋梗塞、脳卒中、骨粗しょう症のリスクを高め、死亡率の上昇とも関連があります。


この対策は、早ければ早いほど効果的です。

加齢とともに腎機能は低下するため、高齢者はリンの排泄能力が低下し、高リン血症のリスクが特に高くなります。

また、高リン食自体が、腎機能の低下を加速させることも判明しています。


したがって、腎臓を守るには、ひいては健康長寿を守るには、とにかく無機リンの摂取を可能な限り減らすことが大切です。

加工食品やファストフード、インスタント食品は避け、新鮮な食材を使った自炊を心がけましょう。

リンは多くの食品に含まれているので、普通の食生活で不足することはまず考えられません。

むしろ、加工食品を除いても、日本人の多くがとりすぎているわけです。

若いうちから無機リンを避ける食習慣を身につけることで、老後の健康を守ることができます。

ぜひ、今日から意識的に、無機リンを減らす食事を心がけてください。

09 — 腎臓が大喜びする6つの神食品

さて、ここからは腎臓によい食品を紹介していきましょう。

・ポリフェノールが豊富な食材（ブロッコリー、たまねぎ、緑茶）

肝臓は7割を切除しても再生できることで知られています。
一方、腎臓はほとんど再生しません。
ですから、肝臓以上に食事の力でしっかり守る意識が大切になります。
そこで、まず意識したいのが、ポリフェノールをとることです。
ポリフェノールには活性酸素から体を守る抗酸化作用があります。

活性酸素はメリットもあるものの、増えすぎると細胞を傷つけます。動脈硬化のリスクも高まり、それが腎臓で起きると「腎硬化症」を招きます。

おすすめの食材は、ブロッコリーやたまねぎ、緑茶などです。ポリフェノール含有量だけで言えば果物も優秀です。ただ、糖質のとりすぎに直結するので、ブルーベリーのような品種がおすすめです。

また、すでに慢性腎臓病などに悩まされている方は、果物のカリウムにも要注意です。

腎機能が低下すると、カリウムの排出機能も衰えるので、カリウムをとりすぎないようにしましょう。

たまねぎはカリウムが少ないので、その点でもよい食材です。

●天然塩を使う

腎臓を守るためには、糖質と塩分を控えた食事をすることが大切です。

糖質は糖尿病に直結し、重篤化すると、失明や足の切断などを引き起こしかねません。

そして塩分も、直接血糖値を上げはしませんが、塩分過多な食生活は、自ずと糖や脂も過剰になるので、糖尿病のリスクを高めることになります。

実際に日本人は、平均で1日に食塩約10gに相当する塩分をとっているのですが、厚生労働省は、成人男性は1日7・5g未満、成人女性は1日6・5g未満の摂取量を推奨しています。

またWHOは1日約5g未満を推奨しているので、それから見れば日本人は塩分を倍とっていることになるのです。

そこでおすすめしたいのが、(食材ではなく調味料ですが)天然塩を日常的に使うことです。

どちらにしても、とりすぎは危険ながら、ほぼ100%塩化ナトリウムの工業的な精製塩に比べると、天然塩は海のミネラルが豊富に含まれているので、腎臓の負担を軽減できます。

豆乳バナナ、リンゴヨーグルト

塩分を控える上で、1日3食食べる方の朝食におすすめしたいのが、豆乳バナナとリンゴヨーグルトです。

豆乳とバナナはバラバラにとってもOKです。

ただ、甘い飲料はよくないので、豆乳を飲むなら無調整豆乳に限ります。甘みがほしい方は、ぜひバナナと一緒にとってください。

豆乳は、植物性たんぱく質や、大豆イソフラボンなどのポリフェノールも摂取できます。

さらに、1章でもスーパーフードとして紹介したバナナは、食物繊維やオリゴ糖をとれる上に、カリウムも豊富です。

先ほど、少しカリウムを悪役のように書いてしまいましたが、カリウムにはナトリウムを排出する機能があります。

ですから、塩分過多になりがちで、腎臓が健康な人であれば、むしろカリウムは大切な存在なのです。

リンゴヨーグルトも腎臓にいい食材です。

リンゴは食物繊維や、抗酸化作用を持つポリフェノールが豊富です。

そしてヨーグルトは、1章でも登場した腸によい食材です。

先ほど説明したように、腸と腎臓には腸腎連関という相関性があるので、腸によい食材は、腎臓の健康にもいい食材なのです。

オメガ3脂肪酸が豊富な青魚、サケ

微細な毛細血管が集まっている「糸球体」がある腎臓の状態は、血管や血液、全身に血液を送る心臓のコンディションに大きく左右されます。

そこで大切になるのが、オメガ3脂肪酸です。

不飽和脂肪酸のオメガ3脂肪酸には、血液をサラサラにする効果があるので、青魚（アジ、イワシ、サバなど）や、DHAとEPAが豊富なサケなどを献立に組み込んでください。

豆腐と亜麻仁油

豆乳を先ほど取り上げたように、オメガ3脂肪酸を含む魚と同じく、大豆食品も肝臓と腎臓の両方によい食材です。

そこでおすすめしたいのが、冷奴に亜麻仁油をかけること。

亜麻仁油はオメガ3脂肪酸の「α－リノレン酸」を豊富に含んでいます。常温で豆腐やサラダにかければ、魚が苦手でも簡単にオメガ3脂肪酸を摂取できます。

ちなみに、オメガ3脂肪酸は熱に大変弱く、少しでも加熱すると酸化して、一気に有害な「過酸化脂質」になります。必ず常温で使うようにしましょう。

ビート（ビーツ）ジュース

「毎日時間がなくて、朝は野菜ジュースを飲むだけだったのに、この本を読んだらジュースが否定されている……」と思った読者もいるかもしれません。

そんな方におすすめしたいのが、ウクライナ・ロシア料理の「ボルシチ」で有名な野菜・ビーツを使ったビートジュースです。

ビーツはそもそも日本では手に入りにくい野菜なので、砂糖や添加物を使っていないビートジュースを買うのは私たちもおすすめしています。

「奇跡の野菜」とも呼ばれるビーツならではの特徴は、「硝酸イオン」を豊富に含んでいることです。

硝酸イオンは血管を拡張して、血流を改善する効果があります。

先ほど説明したように、血管、血液のコンディションと、腎臓のコンディションは直結しているので、ビートジュースも腎臓にいいんですね。

理想は、新鮮なビーツを買って、サラダやボルシチで食べることですが、まずはビートジュースを試してみてはいかがでしょうか。

10 一 腎臓をボロボロにする最悪の食品たち

・アルコール

腸と肝臓について読んで、この展開をすでに予想している方も多いと思いますが、何かの臓器に悪い食事は、他の臓器にもよくないものです。

アルコールも、腎臓疾患を抱えている方が、絶対にお酒を飲めないということはありませんが、アルコールの摂取量がある程度多くなると、明確に腎機能が低下することを示す研究が多数あります。

喫煙にもいえることですが、健康だけを考えるなら、お酒は「百害あって一利なし」です。

加工食品

糖質や塩分、アルコールのとりすぎは、腎臓にもよくない。

残念ながら、これは脂質にも言えることです。

オメガ3脂肪酸ならよいのですが、動物性脂肪のとりすぎは動脈硬化などにつながるので、やっぱり腎臓にもよくありません。

また、不飽和脂肪酸であっても、ナッツ類などに多く含まれるオメガ6脂肪酸は、とりすぎると血管を傷つける危険性があります。

となると、糖質や塩分が多く含まれる商品の多い加工食品は、できるだけ避けたほうがよいでしょう。

脂質だけを見ても、トランス脂肪酸を含むものなど、質の悪い油で加熱調理をしている商品が多い上に、動物性脂肪も過剰になりがちです。

そして、こと腎臓に限っては、無機リンがたっぷりと含まれている可能性が、とてつもなく高いのが何よりも問題です。

できるだけ加工食品を避けて、自炊するのが健康長寿の土台になります。

●インスタント食品、ラーメン、揚げ物

自炊をするにしても、インスタント食品を使ったり、ラーメンを作ったり、揚げ物をするのはおすすめできません。ほぼ確実に、塩分も脂質もとりすぎになってしまいます。

また、揚げ物がよくないのは、先述したようにオメガ3脂肪酸が、加熱に非常に弱いためです。なので、青魚などはできるだけ生で食べてください。

そして、加熱するにしても、加熱に強い油を使って、できれば蒸すか焼く。できる限り揚げないようにしてください。

●カリウムが豊富な食材（腎機能が低下している方のみ）

腎臓によい食事についての項目でも説明しましたが、ほうれん草、ひじき、アボカド、バナナ、キウイフルーツ、カツオ、マグロといった食材に含まれるカリウムは、人によってプラスにもマイナスにもなるミネラルです。

基本的には、ナトリウムの排出効果があるので、塩分過多になりがちな日本人は意識してとったほうがよいでしょう。

しかし、一方で約10人に1人が慢性腎臓病の日本人は、沈黙の臓器であるために気づいていないだけで、すでに腎機能が低下している方も非常に多いわけです。

そして、腎機能低下によってカリウム過剰になってしまうと、最終的には死亡リスクもある「高カリウム血症」になってしまうのです。

COLUMN

健康の基本は、なんといっても野菜‼ 1日350g以上を食べよう

野菜は健康にいい。

これは多くの方に共通する認識だと思います。

腸にも肝臓にも腎臓にとっても食物繊維は大切ですし、ビタミン、ミネラルなど欠かせない栄養素も多い。

とにかく健康の基本は野菜といっても過言ではありません。

ただ、「1日どれくらい野菜を食べればいいの？」と疑問に思われる方も多いでしょう。

日本人の平均野菜摂取量は1日あたり280gです。

厚生労働省は、野菜摂取量の目標を1日350g以上としています。

つまり、日本人は、健康にいい野菜の摂取量が少ない、ということです。

とはいえ、目標には未達ながら、「70gくらいなら許容範囲内」と思われる方もいるかもしれません。

しかしながら、350gは、健康を維持する最低ラインに過ぎません。

理想の量からすると、280gは〝かなり少ない〟といわざるを得ません。

では、理想の野菜摂取量は、何gなのか。

近年、さまざまな研究によって、野菜はとればとるほど死亡リスクを下げることが判明しています。

ノルウェー科学技術大学のDagfinn Aune氏など、様々な国・機関の研究者による、95件の研究結果をメタ解析した2017年の研究では、野菜果物の摂取量が1日あたり200g増えると、がん、脳血管疾患、循環器疾患のリスクが下がる結果が出ています。

また、さらに量を増やすことで、がんは1日あたり600gまで、脳血管疾患、循環器疾患は1日あたり800gまで、リスクが減ることがわかっています。


Aune氏らの研究には果物も含まれていますが、糖質のとりすぎは厳禁です。

厚生労働省が推奨する、1日200g程度までならともかく、果糖たっぷりの果物をそれ以上とると、悪影響のほうが大きいと私たちは考えます。

そう考えると、野菜の理想の摂取量は800g、果物を200gとるとしても600gになるでしょう。


と、書くのは簡単ですが、600〜800gの野菜を毎日食べるのは大変です。

そこで、

・茹で野菜、蒸し野菜を活用する：味噌汁やスープに加えるなど。生野菜よりも量を多く食べやすい。
・旬の野菜を選ぶ：栄養価が高く、安価で入手しやすい。
・食事は必ず野菜から：野菜摂取量を確保し、血糖値の急上昇を防ぎ、野菜で満腹感を覚えられることで炭水化物の摂取量も自然と減る。

この３つの食べ方、選び方を意識してください。


また、調理法も重要です。

私たちは野菜炒めをよく食べますが、加熱に強い油を使い、生でも食べられる野菜を、加熱しすぎずに食べています。

基本的には、高温調理は避け、生で食べられるものは基本的に生のまま、そうでないものは茹でたり蒸したりするのがおすすめです。

そうすることで、３章で説明する「ＡＧＥｓ」という老化を促進する物質の生成を抑えられます。

まずは、1日350gを目指して、少しずつ野菜の摂取量を増やしていきましょう。

そして、最終的には600〜800gを目指す。

これを習慣にできれば、皆さんの人生が大きく変わるかもしれません。

野菜は腎臓の健康にも効果的です。

抗酸化物質は、腎臓の細胞を酸化ストレスから守ります。

カリウムは、体内の余分な塩分＝ナトリウムを排出して高血圧を予防します。

高血圧は腎臓病の大きなリスク因子ですが、野菜をしっかり食べることで、沈黙の臓器である腎臓の健康を維持できるのです。

もちろん腎臓だけでなく、食物繊維やポリフェノールが腸内環境も整えてくれます。

また、Aune氏らの研究にあるように、がんや脳や心臓の病気の予防にもつながります。

健康的な食生活は、一朝一夕には確立できません。

しかし、今日から野菜を意識的に多くとり始めることで、必ずよい結果につながります。

健康な未来のために、今日から野菜生活を始めてみませんか？

食物繊維に関してはサプリメントという選択肢も

私たちは、普段、サプリメントで栄養補給することを推奨していませんが、腸活関連だけは自炊で完全にカバーできない部分もあると考え、サプリを用いています。

食物繊維のサプリメントはさまざまなメーカーから発売されておりますが、個人的にお勧めなのは「ＰＧＸ」と呼ばれるサプリメントです。

これは水溶性の食物繊維を配合したサプリメントで、腸内で発酵してさまざまな健康効果を私たちにもたらしてくれることが明らかになっています。もちろん他のサプリメントでも構いませんが、サプリメントを選ぶ際はぜひ水溶性食物繊維がしっかり配合されているものを選ぶようにしましょう。

また、サプリメントはあくまで補助です。特定のサプリメントばかり飲むと腸内細菌の多様性が失われてしまいます。

商品に含まれる成分をしっかり調べ、自分で納得できるサプリを選びましょう。

第3章

認知症を食い止める！記憶力と判断力を守る、脳が喜ぶ食事

＋ 脳によい食事（概要）＋

1 ポリフェノール

2 糖質を控える

3 オメガ3脂肪酸

4 完全無欠《ブレットプルーフ》コーヒー

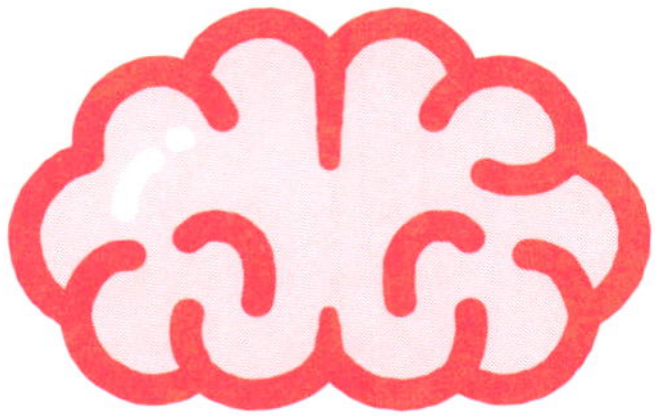

認知症予防
脳の機能維持
炎症予防
アミロイドβの蓄積を予防

01
脳の老化は食事で防げる!?
最新研究が明らかにする驚きの可能性

人間の体の中で、最も重要な臓器の一つである脳。
近年は、「第二の脳」腸の役割も注目されているとはいえ、私たちの記憶・思考・感情・行動のほぼ全てを司る「体の司令塔」と言える存在です。

そんな脳は、体重のわずか2%の重さで、体全体のエネルギーの20%以上を消費しています。

100坪の家で、たった2坪の物置の電気使用量が全体の20%以上を占める。
その様子を想像してみると、脳における食事の重要性がよくわかります。
食事からとる栄養素の多くを、脳が消費している。裏を返せば、適切な栄養をとらないと、脳がスムーズに、効率よく働くことができないということです。

「物忘れが多い」は老化か、認知症のサインか

では、「脳の健康」とは、何をもっていえるものなのでしょうか？

複雑怪奇な脳について、物理的に血管が損傷している、といった場合以外は、「○○だから脳の調子がいい」などと、一言でその状態を言い表すのは困難です。

ただ、脳の状態が悪くなると、確実に起こる事象は存在します。

たとえば、多くの方が気になっているだろう「物忘れ」。「えーと、あれ、あれ、何だっけ？」みたいな、いわゆる「あれあれ症候群」です。

物忘れは、年齢を重ねると、誰もが経験するものですし、少しくらいなら大した問題ではありません。

ただ、その原因が、脳の機能の衰えにある可能性は否定できません。

特に問題なのが、その物忘れの原因が、「認知症」である場合です。

「認知症」とだけ書くと、単体の病名を示す意味にはなりません。

脳で起きた病気等のさまざまな原因によって、記憶力や思考力や言語能力などが低下し、日常生活に支障が出る状態を指します。

脳の健康状態が、何らかの理由で悪化した人がなるのが認知症、というわけです。

日本における65歳以上の認知症の患者数は、２０２０年時点で約６００万人。

さらに、２０２５年には約７００万人に増加し、65歳以上の約５人に１人が認知症になると予想されています。

そんな認知症にはさまざまな種類がありますが、最も多いのが「アルツハイマー型認知症」で、全体の60～70％を占めています。

見方を変えれば、アルツハイマー型認知症を避けられる生活習慣があれば、脳の老化、健康状態の悪化の予防に役立つということです。

アルツハイマー型認知症研究の鍵「アミロイドβ」

そんなアルツハイマー型認知症対策の鍵を握るとされているのが、「アミロイドβ」というたんぱく質です。

約30年前、ジョン・ハーディ氏らが、脳内におけるアミロイドβの蓄積がアルツハイマー型認知症につながるとする仮説を提唱します。

この仮説のインパクトは大きく、その後現在まで、アルツハイマー型認知症に関する研究になくてはならないものとなっています。

ちなみに、アルツハイマー型認知症とアミロイドβ仮説についての論文で、2300本以上の論文に引用されている有名論文が、2024年に撤回されています。医学界でも大きな話題となっていますが、この論文撤回＝アミロイドβ仮説とアルツハイマー型認知症の研究全般の否定ではないので、ご注意ください。

話を戻しましょう。

アミロイドβは常に脳内で生成されているたんぱく質です。たんぱく質と聞くと一見よいものに思えますが、アミロイドβは「脳の老廃物」で、排出されるべきものです。

とはいえ、健康的な生活を送れていれば、問題なく排出できます。

しかし、そうでない場合は、脳内に蓄積すると神経細胞の機能を阻害し、神経細胞死を引き起こしてしまいます。

そのため、アミロイドβが過剰に蓄積すると、認知機能が低下し、アルツハイマー型認知症につながると考えられています。

では、「健康的な生活」とは何なのか？

ポイントは大きく分けて、「バランスのよい食事」と「運動」の2つです。

脳によい食事、運動があなたの脳を守る

認知症の研究は道半ばですが、進行を遅らせたり、症状を改善したりする治療法や薬の開発が進んでいます。

早期に診断を受け、適切な治療を受ける。生活習慣を改善する。

これらの努力によって、認知症の進行を遅らせる可能性は高まります。

たとえば、フィンランドのある研究では、食事、運動、認知トレーニング、血管リスク管理を組み合わせ、認知機能の低下の抑制に成功しています。

地中海食を中心とする「地中海式ダイエット」と、高血圧を予防する「DASH（Dietary Approaches to Stop Hypertension）ダイエット」を組み合わせた「MIND（Mediterranean-DASH Intervention for Neurodegenerative Delay）ダイエット」も、認知機能の低下を遅らせる効果があります。

好きなものを食べ続けるような献立ではなく、色々な体によい野菜、油などをしっかりとれる「バランスのよい食事」が脳の健康を守ります。

さらに、近年「脳腸相関」という、脳と腸がお互いに影響を与える相関性が明らかになっているのですが、食事の多様性は腸によいので、脳の健康にも好影響を及ぼします。

加えて、基本的に本書は食事術の本なので、「食事だけで大丈夫！」と言いたいところですが、認知症対策には運動が欠かせません。

認知症と運動についての研究は、本当にたくさんあります。

たとえば、アメリカで約１７００名の高齢者を平均で6年近く経過観察した研究では、週に3回以上運動したグループと、3回未満のグループとでは、前者のほうが認知症になる割合が約３分の2になっています。

基本的に、私たちが知る限りで、運動が認知症の予防に効果がないとする研究はない、といっても過言ではありません。

ウォーキングや、少し負荷がかかる程度の早歩きでも、十分に効果が出ているとする研究も多く、運動が苦手な方でも安心です。

ただ、軽い運動で体力がついたら、たまに軽く走ったり、筋力トレーニングなどができたりすると、よりよいでしょう。

これから、脳によい食事術を具体的にご紹介していきますが、脳を守る基本は「バランスのよい食事」と「運動」です。

まずはこのことを覚えてもらえればと思います。

02 ― アルツハイマー型認知症の最大の敵!? アミロイドβをどう退治するか

認知症の多くを占めるアルツハイマー型認知症は、記憶障害や思考力の低下、言語障害などを引き起こす進行性の病気です。

現在、薬はあるものの、その効果は進行を遅らせるというものです。

そのため、肝臓や腎臓の守り方のように、とにかく「発症を予防する」ことが非常に重要です。

先述したように、アルツハイマー型認知症の主要な原因は、脳内でのアミロイドβの蓄積です。

本来なら速やかに排出されるべき「脳の老廃物」であるアミロイドβ。

ところが、加齢や遺伝的要因、生活習慣などによって、脳内で凝集し「老人斑」と呼ばれる塊を形成することがあります。

この老人斑が、脳の神経細胞に悪影響を及ぼし、アルツハイマー型認知症を引き起こすと考えられています。

そして、驚きなのは、その発症までのスパンの長さです。

アミロイドβの蓄積は、認知症の症状が現れる20年以上前から始まることもあると考えられています。

もしかしたら、「あれあれ症候群」的な物忘れが、認知症の初期症状である可能性も否定できません。

つまり、認知症予防は、とにかく早いうちから意識することが大切なのです。

アミロイドβの排出は、睡眠中に行われる

アミロイドβの排出において重要な要素がもう一つあります。

それが睡眠です。

実は、アミロイドβの排出において、〝良質な睡眠〟は何よりも大切です。

夜間の睡眠中に、血液中にアミロイドβが排出されることが、多くの研究で確認されています。

また反対に、睡眠不足によってアミロイドβが約30％、アミロイドβと関連して認知症研究で注目されるたんぱく質「タウ」が約50％増加した研究もあります。

なお、アミロイドβの排出には、脳内を巡る「脳脊髄液」が影響しています。

良質な睡眠をとっている人は、ぐっすりと眠る「ノンレム睡眠」に入ることがで

きます。

ノンレム睡眠になると、脳の活動が落ち着きます。

すると、必要な酸素が減ることで、脳の血流量も合わせて少なくなります。

その結果、血流量の低下を補うように、脳に脳脊髄液が大きく流れ込み、アミロイドβも洗い流されるように排出されるというわけです。


ですから、認知症予防には、バランスのよい食事でアミロイドβの蓄積を抑制しつつ、良質な睡眠をたっぷりとり、排出を促すことが大切です。

また、睡眠の質を高めるには、食事の質も大切です。

加工食品や、過剰な糖質や塩分を避け、腸や肝臓などによい食事をとれると、自ずと睡眠の質も向上します。

そして言うまでもなく、運動も睡眠の質を上げてくれます。

つまり、良質な睡眠をとるためにも、「バランスのよい食事」と「運動」が大切ということなんですね。

03

脳を守る最強の味方。それがポリフェノール

前提として、アミロイドβの排出は睡眠中に行われます。
そして食事の質は、睡眠の質にも直結する。
ただし、食事の効果はそれだけではありません。
食事そのものにも、アミロイドβの蓄積を抑える可能性があるのです。

では、どのような食事をとれば、脳はアミロイドβをより排出しやすくなるのでしょうか？

そのカギを握るのが、ポリフェノールを豊富に含んだ食品です。
特にたびたび登場するブルーベリーは、認知症の予防効果で注目されています。

ブルーベリーに含まれるポリフェノール「フラボノイド」には、強い抗酸化作用と抗炎症作用があり、脳の健康維持に役立つと考えられています。

ある研究では、軽度の認知障害を持つ高齢者がブルーベリージュースを12週間飲んだ結果、記憶力とうつ症状が改善する結果が出ています。

さらに、16000人以上の高齢者を対象とした6年間の研究では、ブルーベリーといちごが精神的な老化を最大で2・5年も遅らせることができる、という驚きの結果も出ています。

その他のさまざまな研究でも、ブルーベリー等のベリー類に含まれるポリフェノールは、酸化ストレスを減らし、神経炎症を抑制することがわかっています。

その効果が、認知症などの神経変性疾患の予防に役立つと考えられています（脳の炎症については別項目で解説します）。

ブルーベリー以外にも、その他のベリー類やぶどう、緑茶やココア、（アルコールの健康へのマイナス影響があるものの）赤ワインなども、フラボノイドを豊富に含んでいます。

ちなみに、ポリフェノールは約8000種類あるとされています。ブルーベリーや赤ワインの「レスベラトロール」、緑茶の「カテキン」、ダークチョコレートの「カカオポリフェノール」などです。

どれもアミロイドβの蓄積を抑制する可能性があるとされており、フラボノイドやこれらのポリフェノールを含む食品を日常的にとることが、アミロイドβの蓄積を抑え、認知症予防につながります。

また、ポリフェノールの抗酸化作用は、脳の機能維持にも役立ちます。

つまり、マイナスを抑制して、プラスを伸ばす二重の健康効果を持っているわけです。

アミロイドβ蓄積を抑制する注目の食品成分

先述のポリフェノール数種以外にも、アミロイドβ蓄積を抑える効果が期待されている食品成分があります。ここでは、それらを紹介していきます。

● クルクミン（ターメリック）

クルクミンは、カレーのスパイスとして知られるターメリック（ウコン）に豊富に含まれるポリフェノールです。

強力な抗酸化作用と抗炎症作用を持ち、アミロイドβの凝集を抑える効果が期待されています。また、アミロイドβの毒性から脳を守る働きも動物実験で確認されています。

● レスベラトロール（ぶどう、赤ワイン）

先ほども少し触れたレスベラトロールは、ぶどうの皮や赤ワインに含まれるポリフェノールです。

アミロイドβの凝集を抑え、毒性を軽減する効果があります。また、アミロイドβの分解を促進し、なおかつ産生自体も抑える働きが動物実験で示されています。

●ビタミンE（ナッツ類、植物油）

ビタミンEは、ナッツ類や、ひまわり油やコーン油などの植物油に含まれる脂溶性ビタミンです。

抗酸化作用を持ち、アミロイドβの毒性から脳を守る働きが期待されています。また、ビタミンEの摂取量が多い人ほど、認知症のリスクが低いことを示唆する研究もあります。

これらの食品成分は、それぞれ異なるメカニズムでアミロイドβの蓄積を抑制する可能性があります。

毎日の食事に、ターメリックを使ったカレー、ぶどう（必ず皮ごと食べてください）、ナッツ類などを取り入れることで、認知症予防に役立つかもしれません。

ただし、「可能性」や「役立つかもしれません」と書いているように、これらの成分のアルツハイマー型認知症への効果は、まだ研究の道半ばです。

とはいえ、過剰な期待はよくないかもしれませんが、アルツハイマー型認知症は、発症の20年以上前からアミロイドβの蓄積が始まることもあります。

そう考えると、治療薬の完成を待つ余裕はありません。

それに、赤ワインの飲みすぎや、カレーと組み合わせての動物性脂肪や白米の食べすぎを除けば、これらの成分を含む食材は健康によいものばかりです。

バランスの取れた食生活の一部として、これらの食品を適度に取り入れることは、脳や健康維持に有益でしょう。

04 認知症を遠ざける もう一つの特効薬、脂質

ポリフェノールなどの抗酸化物質以外にも、脳の健康を守る特効薬が存在します。

それが「脂質」＝油です。


脳の約60％は脂質でできています。

神経細胞同士をつなぐ情報伝達の、ケーブル的な役割を担う部分に至っては、その割合が約80％にもなります。

つまり、脂質は脳の構造と機能を支える必須の栄養素なのです。


ここで重要なのは、単に脂質をとればよいわけではない、ということです。

悪い油をとれば、その脂質が脳を構成してしまいます。
とるべきは上質な脂質。その「質」が、脳の健康状態を大きく左右するのです。

では、脳の健康のためにどんな脂質をとればいいのでしょうか。
まず、脂質の種類とその役割について、整理して説明します。
私たちの体に必要な油（脂肪酸）は、大きく分けて４種類あります。

1. 飽和脂肪酸

主に動物性の油に多く含まれる
常温で固まりやすい性質がある
適量は必要だが、過剰摂取は心筋梗塞などのリスクを高める

2. オメガ３脂肪酸（不飽和脂肪酸）

魚や亜麻仁油などに多く含まれる

血液をサラサラにし、脳の機能を支える重要な役割がある
青魚などに含まれるEPAとDHAが代表的

3. オメガ6脂肪酸（不飽和脂肪酸）

植物油に多く含まれる
体内で炎症を引き起こす物質の原料になる
適量は必要だが、現代の食生活では過剰摂取になりがち

4. オメガ9脂肪酸（不飽和脂肪酸）

オリーブオイルなどに多く含まれる
体内でも合成できる脂肪酸
適量摂取は健康によいが、過剰摂取は動脈硬化や肥満などのリスクを高める

現代の食生活では、脂肪酸の中でも、飽和脂肪酸と不飽和脂肪酸のオメガ6・オ

メガ9脂肪酸は過剰摂取になりがちです。

一方で、脳だけでなく腸などの健康にもよいとされるオメガ3脂肪酸は、積極的に摂取したい脂質といえるでしょう。

ただし、オメガ3脂肪酸だけを摂取すればよいわけではなく、オメガ6脂肪酸とのバランスが大切です。

理想的なオメガ3とオメガ6の比率は、1：1〜4程度とされていますが、現代人は基本的にオメガ6過多の傾向にあります。

『トロント最高の医師が教える 世界最新の太らないカラダ』（ジェイソン・ファン著、多賀谷正子訳、サンマーク出版）によると、西洋の現代的な食事では1：15〜30にもなるそうです。

つまり、オメガ3を増やし、オメガ6を減らす意識が大切になります。

気をつけないと体に悪い油のとりすぎに

4つの、飽和脂肪酸と不飽和脂肪酸について説明しました。
まずはこの中から、脳の健康に悪影響を与える可能性がある飽和脂肪酸と、不飽和脂肪酸のオメガ6脂肪酸から説明していきます。

飽和脂肪酸は主に動物性の油に、オメガ6脂肪酸は植物油に多く含まれています。
代表的なものを、次ページの表にまとめました。
これらの油は、加工食品や外食メニューにも多く使用されています。
そのため、知らず知らずのうちに、過剰摂取になりがちなのです。

では、飽和脂肪酸とオメガ6脂肪酸をとりすぎると、何が問題なのでしょうか。
まず、飽和脂肪酸の過剰摂取は、ＬＤＬコレステロール（悪玉コレステロール）

飽和脂肪酸	オメガ６脂肪酸
・バター	・サフラワー油
・ラード（豚脂）	・コーン油
・牛脂	・大豆油
・ヤシ油	・ごま油
・パーム油	・ひまわり油

値を上昇させます。

ＬＤＬコレステロール値が高い状態が続くと、動脈壁にコレステロールが蓄積し、動脈硬化が進行します。

動脈硬化になると、血管が狭くなり、血流が阻害されます。

その進行は全身の血管で起こりますが、脳の血管も例外ではありません。

脳は体重のわずか２％の重さで、体全体のエネルギーの20％以上を消費すると先述しました。

このエネルギーを運ぶのは血液なので、血流の変化は脳に大きな影響を与えます。

動脈硬化によって脳の血管が狭くなると、脳への酸素や栄養素の供給が減少し、脳細胞の機能が低下します。

これが認知機能の低下や、認知症のリスクを高める一因となります。

続いて、オメガ6脂肪酸が過剰になると、体内の慢性炎症が促進されます。オメガ6脂肪酸から合成される物質（アラキドン酸など）は、炎症を引き起こすプロスタグランジンやロイコトリエンの前駆体（原料）となります。

脳の炎症は、神経細胞の損傷や死を引き起こし、認知機能の低下を招きます。アルツハイマー等の認知症においても、脳の炎症が大きく影響していると考えられるようになっています。

つまり、飽和脂肪酸とオメガ6脂肪酸の過剰摂取は、血管へのダメージを通じて間接的に脳の健康を脅かすわけです。

さらに、脳の炎症を直接的に引き起こすことで、認知機能の低下や認知症のリスクを高めます。

また、アルツハイマー型認知症の次に多い「脳血管性認知症」（約20％）は、脳卒中などが原因で起こります。

ですから、脳の血管が受けるダメージは、認知症の遠因になる上に、物理的な損傷を引き起こして直接的な原因となる可能性もあるのです。

日本人の食事における、これらの脂質の摂取量は年々増加しています。

コンビニ弁当やファストフード、スナック菓子など、私たちの身の回りには、飽和脂肪酸やオメガ6脂肪酸を多く含む食品であふれています。

これらの食品を日常的に摂取することで、1章や2章で紹介した内臓への健康リスクだけでなく、知らず知らずのうちに、認知症や脳血管疾患のリスクも高めているのです。

05 ― オメガ3脂肪酸がとれる青魚を悪くいう論文はどこにもない

避けるべき脂質を学んだところで、続いては、残る不飽和脂肪酸のオメガ3脂肪酸とオメガ9脂肪酸を見ていきましょう。

これらは、脳の健康に、次のような好影響を与えると考えられています。

● 神経細胞の機能をサポート

脳細胞の細胞膜は、神経細胞間の情報伝達や細胞内の物質輸送など、たくさんの役割を担っています。オメガ3脂肪酸やオメガ9脂肪酸は、細胞膜の柔軟性を高めて、神経細胞の機能を正常に保つサポートをしてくれます。

・脳の炎症を抑制

抗炎症作用があるので、神経変性疾患や認知機能の低下など、さまざまな問題を引き起こす脳の炎症を抑制する効果が期待できます。

・脳の保護作用

神経細胞の保護作用を持つことが示唆されています。

脳の酸化ストレスや神経細胞の損傷を防ぐことで、神経変性疾患のリスクを低減する可能性があります。

・認知機能の改善

記憶力、注意力、学習能力などの認知機能を改善する効果が期待されています。

さて、オメガ3脂肪酸とオメガ9脂肪酸、どちらも脳によい影響を与える脂質ですが、「脳の健康」という観点に立てば、前者を積極的にとるのがおすすめです。

オメガ9脂肪酸も、オリーブオイルやアボカド、ナッツ類などに含まれ、健康効果を示唆する研究は存在しますが、オメガ3脂肪酸と比較すると、研究数が少なく、その効果はまだはっきりとは断言できません。

また、オメガ9脂肪酸は、私たちの体内で合成できるため、食事から摂取する必要性は高くなく、とりすぎのデメリットもあります。

一方、オメガ3脂肪酸は体内で作れないので、魚などから積極的に摂取する必要があります。

オメガ3脂肪酸をとれる青魚を悪くいう本はない

私たちは、健康書だけでも2000冊は読んでいますが、DHAやEPAなどのオメガ3脂肪酸を含む青魚を悪くいう本は本当に1冊もありません。

特に、脳の健康においては、脳を組成する成分でもあるDHAは、とてつもなく重要な存在です。

ただし、DHAなら何でもかんでも摂取すればよい、という話ではありません。オメガ3脂肪酸は、酸化しやすい性質があるため注意が必要です。酸化は、健康への悪影響が大きいので、できるだけ避けたいところです。また加熱せずとも、外に放置された鉄が錆びる＝酸化するように、質の悪いサプリメントなどでは、せっかくのDHAが酸化している可能性が否定できません。

ひとたび酸化したオメガ3等の多価不飽和脂肪酸は、「フリーラジカル」という高い酸化力を持つ物質になってしまい、周囲の細胞も酸化させてしまいます。『脳が強くなる食事』（マックス・ルガヴェア著、アドバイザー：ポール・グレワル、御舩由美子訳、かんき出版）では、酸化した多価不飽和脂肪酸を、ゾンビのように増えていく「ゾンビ分子」と呼んでいます。

このような理由から、酸化は老化の大きな原因と考えられています。ですから、DHAをとるなら、イワシやサンマ、サバなどの新鮮な青魚を、生食で食べるのがとにかく一番です。

たとえば、米国神経学会の研究では、中年期に魚などオメガ3脂肪酸を含む食品を多く食べる人は、ほとんど食べない人に比べ、思考スキルが高く、脳の健康状態も優れている傾向が出ています。

しかし、サプリメントではそのような効果が認められていません。

他にも、DHAやEPAのサプリメントの効果は微妙と考える研究は多いです。

脳の健康を守るには、オメガ9脂肪酸を適量とりながら、とにかくDHAを青魚の生食でとるに限ります。

魚が苦手な方は、放し飼いの鶏卵や、牧草で育ったグラスフェッドビーフの赤身肉などがおすすめです。これらはオメガ3脂肪酸を豊富に含んでいます。

06 — 糖質のとりすぎは、脳にも悪い　炎症を引き起こすなどリスク大

ここまでの内容を踏まえた「バランスのよい食事」と「運動」をしていれば、脳の健康や認知症対策はバッチリ……。

と言いたいところですが、もう一つ意識していただきたい点があります。

それが、「糖質のとりすぎ」です。

真にバランスのよい食事ができていれば、結果的には糖質のとりすぎも避けられるはずです。

ただ、糖質のとりすぎはリスクがあまりにも大きいので、ここでしっかりとその問題点を説明できればと思います。

脳と糖質の関係は、植物への水やりにたとえられます。
適度な水は植物の成長に不可欠ですが、与えすぎれば根が腐ってしまいます。
同様に、大量のエネルギーを要する脳にとって、適度な糖質は必要不可欠です。
しかし、とりすぎると脳の健康に悪影響を及ぼしてしまいます。

では、なぜ糖質のとりすぎはよくないのでしょうか？
主な理由は次の５つです。

1. アミロイドβの蓄積を促進する
2. 慢性炎症を引き起こす
3. 体内の糖化を進行させる
4. インスリン抵抗性を悪化させる
5. 認知機能低下のリスクを高める

一つずつ説明していきましょう。

1. アミロイドβの蓄積を促進する

アルツハイマー型認知症の主要な原因の一つと考えられるアミロイドβの蓄積。

実は、このたんぱく質の蓄積と、糖質の過剰摂取には密接な関係があります。

まず、糖質をとりすぎると、血糖値が急激に上昇します。そして、高血糖状態が続くと、アミロイドβの産生が増えることが明らかになっているのです。

2. 慢性炎症を引き起こす

脂質について先ほど触れたばかりの脳の炎症は、糖質のとりすぎによっても発生します。

体のあちこちで、家主が気づかない程度の小さな火事が燃え続ける慢性炎症。

脳にも影響を及ぼし、次のような問題を引き起こす可能性があります。

・神経細胞が傷つく
・脳を守る防壁「血液脳関門」の機能が低下する
・脳内の死んだ細胞の掃除屋「ミクログリア」が暴走する
・脳の中の情報伝達がスムーズにいかなくなる

特に、記憶を司ることで有名な「海馬」という部分が影響を受けやすいことがわかっています。

2015年のある研究では、慢性的な高血糖が脳内の炎症を引き起こし、神経変性疾患のリスクを高める可能性が示されています。

3．体内の糖化を進行させる

この〝糖化〟、1章で出てきた「糖化菌」とは大違いで、近年老化の原因とも考えられ、注目されている非常に困った現象です。

人体のたんぱく質が、体温と血糖値の変化で変性することを「糖化」と言い、

「たんぱく質が〝焦げる〟」という表現もよく使われます。

この糖化が起こると、「AGEs（Advanced Glycation End Products＝終末糖化産物）」と総称される物質が生成されます。

このAGEsは、「老化物質」とも呼ばれるほどで、体によいものではありません。脳の中では次のような問題を引き起こします。

- **神経細胞を傷つける**
- **アルツハイマー病の原因となる異常なたんぱく質を作り出す**
- **アミロイドβの蓄積を促進する**
- **脳の血管を硬くする**

2016年のある研究では、AGEsの蓄積と、認知機能低下や神経変性疾患のリスク増加との関連を示唆する結果が出ています。

そして、このAGEsは、体内でつくられるだけでなく、喫煙や食品からもとれてしまうのです。特に要注意なのが、以下の食品です。

・揚げ物
・グリル料理
・焼き菓子
・加工食品
・肉類やチーズ
・加糖飲料や甘いお菓子

これらは、高糖質、高脂質で、加工食品などは高塩分である可能性も高く、腸や肝臓や腎臓にもよくないものばかりです。

そして、おなじみの「脂・糖・塩のとりすぎ」は脳にも悪いのですが、さらにAGEsも多く含むことで、脳に三重、四重のダメージを与えてしまいます。

4. インスリン抵抗性を悪化させる

血糖値を下げる「インスリン」というホルモンは、私たちの健康になくてはならない大切な存在です。

ところが、糖質のとりすぎが長期間続くと、「インスリン抵抗性」が上がってしまいます。すると、体がインスリンに反応しにくくなり、血糖値が下がりにくくなってしまうのです。

特に、以下に当てはまる方は要注意です。

- 肥満の方
- 運動不足の方
- 高糖質・高脂肪食を日常的にとっている方
- 年齢を重ねた方
- 糖尿病の家族歴がある方
- ストレスの多い生活を送っている方

・睡眠不足の方

インスリン抵抗性が強くなると、2型糖尿病のリスクが高まります。

さらに、2014年のある研究では、インスリン抵抗性が認知機能低下や認知症のリスク増加と関連していることが報告されています。

5. 認知機能低下のリスクを高める

1～4までの要因が重なると、認知機能低下のリスクが高まります。

つまり、記憶力や判断力、集中力などが低下しやすくなるということです。

うつ症状は認知機能低下と関連があるのですが、2019年のある研究では、週に3回以上ファストフードを食べる人は、ほとんど食べない人に比べて、うつ症状のリスクが高くなることがわかっています。

また、同年の大規模研究によると、2型糖尿病の方は、そうでない方に比べて認知症のリスクが約50%高くなることもわかっているのです。

1日にとっていい糖質はどれくらいなのか

では、具体的に、どのくらいの糖質を摂取すればよいのでしょうか？

私たちは、さまざまな本を読み、自分たちの体調と相談しながら色々と試した結果、1日の糖質摂取量を約100gとしています。

この量は、日本人の平均的な糖質摂取量（300g前後）からすると、かなり少ないです。

私たちの仕事が動画制作で、肉体労働が少ないこともあると思うのですが、今現在の食生活になって、仕事のパフォーマンスが上がっている＝脳にいい実感が確実にあります。体の調子ももちろんバッチリです。

ただし、急激な糖質制限は体に負担をかける恐れがあります。

みなさんが糖質摂取量を減らす場合は、少しずつ減らし、また毎日減らすのではなく、同じ食生活をしばらく続けて、体調の変化や脳の働きを確認してください。

そうして体調がよくなった実感を得られたら、また少し糖質を減らし、その生活を続ける――を繰り返して、自分なりの理想の量を見つけてほしいと思います。

糖質を減らす上で、最初に意識してほしいポイントは以下の通りです。

- **加糖飲料の代わりに、水やお茶を選ぶ**
- **白米の代わりに、玄米や雑穀米を取り入れる**
- **間食を食べるなら、菓子類ではなくナッツやフルーツを選ぶ**
- **食品のパッケージに記載された糖質量を確認し、低糖質のものを選ぶ**

これらの小さな変化を積み重ねるだけで、糖質摂取量は簡単に減らせます。

また、食事全体のバランスを考え、糖質制限だけをせずに、良質なたんぱく質や脂質、食物繊維もしっかりと摂取するようにお願いします。

07 ― 認知症を遠ざけ、脳の健康を守る神食品

アミロイドβが蓄積しないように、ポリフェノールや質のよい脂質を（主に青魚の生食で）とり、糖質のとりすぎを避ける。

これらのポイントを押さえつつ、その他の脳によい影響を与える食品をとり、悪影響のある食品を避けることが、脳の健康を守る鍵となります。

私たちの脳は、精密機械のようなものです。

適切な燃料と定期的なメンテナンスがあれば、美しいクラシックカーも長年にわたって性能を発揮し、現役で走り続けることができます。

脳においては、その燃料とメンテナンスが日々の食事です。

運動や睡眠も大切ですが、食事という燃料がなければ何も始まりません。

想像してみてください。

毎日の食事を少し変えるだけで、5年後、10年後のあなたの脳が、より健康で、活発になっている姿を。

そして、当たり前の話ですが、私たちの脳は、あれあれ症候群になっても、認知症になっても、車のように乗り換えることはできません。

元気に、幸せな老後を過ごすために、日々の食事を改善していきましょう。


また、先述したように、脳によい食事をとり、質のよい睡眠がとれるようになると、驚くほど脳のコンディションが上がります。

ですから、将来の認知症のリスクを避けるだけでなく、今現在の仕事や勉強のパフォーマンスも大きく変えることができるのです。

本項では、これまでに紹介した内容のまとめも含めて、具体的に脳にいい食品を網羅的に紹介します。ぜひ食生活の参考にしてください。

アミロイドβの蓄積を予防する食品

アミロイドβの蓄積は、アルツハイマー型認知症の主要な特徴の一つです。これらの食品は、その蓄積を予防または軽減する可能性があります。

ブルーベリー

ブルーベリーは脳の健康に効果的な果物です。豊富なポリフェノールがアミロイドβの凝集を抑制すると考えられています。フラボノイドやアントシアニンといったポリフェノールには強力な抗酸化作用があり、脳細胞を酸化ストレスから守ります。

ベリー類のポリフェノールをしっかりととるには皮ごと食べるのが大切で、ブルーベリーは元々まるごと食べるのが一般的。その点でも優れた食品です。実が小さいので、ぶどうなどに比べて糖質のとりすぎを避けやすい点も最高です。

研究によると、ブルーベリーの摂取は認知機能の改善と関連しており、特に記憶力や処理速度の向上が見られます。

2019年に発表されたカナダ農業食品省の論文によれば、毎日3分の1カップのブルーベリーを食べることで、重要な病気や症状のリスクを軽減できるとされています。ヨーグルトに加えて食べると、腸への効果も大いに期待できます。

●緑茶

強力な抗酸化作用があるポリフェノール「カテキン」が豊富な上に、日々の習慣として取り入れやすい飲料です。

特に、甘い飲料を好んで飲んでいる方は、ぜひその代わりに緑茶を日常的に飲んでほしいところです。

緑茶の主成分・カテキンの一種「エピガロカテキンガレート（EGCG）」に、アミロイドβの凝集の抑制効果があると考えられています。

● ぶどう（特に赤ぶどう）

先述したポリフェノール「レスベラトロール」を豊富に含むぶどう。

レスベラトロールには神経を保護する作用があり、アミロイドβの産生を抑制する効果も期待されています。

この健康効果を得るためには、皮ごと食べるようにしてください。

● ダークチョコレート

チョコレートやココアの原料・カカオ豆に含まれるポリフェノール「カカオポリフェノール（フラバノール）」は、認知機能の改善に効果的です。

また、アミロイドβの凝集を抑制する可能性もあると考えられています。

しつこくなりますが、どれだけカカオ含有量が高いものでも、砂糖入りのチョコレートは避けてください。

脳に良質な脂質を提供する食品

その多くが脂質でできている脳の健康にとって、適切な種類かつ、良質な脂質をとることは極めて重要です。

・小さめの青魚

まずおすすめしたいのは、イワシやサンマ、サバなどの小さめの青魚です。DHAやEPAだけで言えばマグロも豊富に含んでいます。ただ、大きな魚は生物濃縮によって水銀の含有量が多い問題があります。

できれば養殖より天然、加熱調理より生食をしていただきたいところですが、食べないことに比べればサバの水煮缶でも問題ありません。

また、刺身が苦手な方は加熱もやむなしですが、揚げるのは可能な限り避けてください。

サケ

白身魚のサケもオメガ3脂肪酸が豊富です。

DHAやEPAを効率よくとるにはサーモントラウトが特におすすめです。こちらも可能であれば生で食べたいところです。

また、アルツハイマー型認知症と関連性があると考えられるビタミンDも豊富に含んでいます。

さらに赤い身の理由である天然色素の「アスタキサンチン」は、強い抗酸化作用を持っているので、炎症を防ぎ、血管を守る効果もあります。

亜麻仁油

植物性オメガ3脂肪酸の宝庫で、抗炎症作用もあります。

亜麻仁油に含まれる「α-リノレン酸（ALA）」は、体内でDHAやEPAに変換され、脳の健康に役立ちます。

サラダドレッシングや冷製料理に使うことで、手軽に良質な油を摂取できます。

先ほども書きましたが、熱に非常に弱いので、冷暗所で保管し、加熱調理には絶対に使わないように気をつけてください。

● くるみ

見た目も脳に似ているくるみは、植物性のオメガ3脂肪酸・ALAが豊富です。

くるみの定期的な摂取が、認知機能の改善に効果的とする研究があります。

おやつや料理の付け合わせとして、毎日少しずつ摂取するのがおすすめです。

● オリーブオイル

オリーブオイルの主成分はオメガ9脂肪酸の「オレイン酸」ですが、ポリフェノールなどの抗酸化物質も豊富に含んでいます。

これらの成分によって、脳の炎症を抑え、酸化ストレスから脳を守る健康効果が期待されています。

たとえば、オリーブオイルの摂取量が多い人ほど、認知機能低下のリスクが低いことを示す大規模な疫学研究があります。

また、オリーブオイルに含まれる「オレオカンタール」という成分が、アルツハイマー型認知症の研究で注目されるたんぱく質「タウ」の蓄積を減少させる可能性も報告されています。

●アボカド

オメガ9脂肪酸が豊富で、ビタミンもバランスよく摂取できるアボカド。脳の血流を改善する効果があり、アボカドの摂取が認知機能向上と関連していることを示唆する研究もあります。

これらの食品から良質な油を摂取することで、脳の正常な構造を維持し、機能を向上させることが期待できます。

ただし、油は高カロリーなので、適量を守ることが大切です。

脳の炎症を抑える食品

慢性的な脳の炎症は、認知機能の低下や神経変性疾患のリスク増加を招きます。その悪影響を避けるには、抗炎症作用を持つ食品をとることが大切です。

●ショウガ（生姜）

古くから薬用植物として親しまれているショウガ。「ジンゲロール」や「ショウガオール」といったポリフェノールが豊富で、近年は脳への好影響が注目されています。

これらの成分が脳の炎症を緩和する可能性を示唆する研究や、ショウガの摂取が認知機能の改善につながるとする研究もあります。

すりおろして料理に入れたり、生姜茶を飲むことで簡単に摂取できるのもよい点です。

ブロッコリー

ブロッコリーは栄養価が高く、特にその抗炎症作用が注目されています。豊富に含まれるポリフェノール「スルフォラファン」が、脳の炎症を抑制する鍵となっています。

ある研究では、スルフォラファンが脳の炎症を軽減し、酸化ストレスから脳を保護する可能性が示されています。また、ブロッコリーに豊富に含まれる抗酸化物質や葉酸も、脳の健康維持に重要な役割を果たします。

加熱調理をするなら、栄養素を損なわないように食感を残す程度が理想です。

にんにく

肝臓にもよい「アリシン」が豊富で、抗炎症作用と抗酸化作用があります。脳の炎症を抑制し、認知機能を維持する効果が期待されています。

トマト

さまざまながんの予防効果などでも有名な「リコピン」が豊富なトマト。リコピンには神経保護作用があり、脳の炎症を抑制し、酸化ストレスから脳を守る効果も期待されています。

生で調理しても栄養価が高く、毎日の食事に取り入れやすい食材です。加工品ですが、77ページで解説したようにトマトジュースも非常におすすめです。

・パイナップル

「ブロメライン」という酵素が豊富で、強力な抗炎症作用があります。ある研究では、ブロメラインが脳の炎症を軽減し、認知機能を改善する可能性が示唆されています。

これらの食品を、日々のバランスのよい食事に取り入れれば、脳の炎症を抑制し、認知機能の維持・向上に役立つことが期待できます。

体内から毒をデトックスし脳を守る

ここからは、この章でまだ触れていない理屈を簡単に説明しながら、その他の脳によい食事を紹介していきます。

解毒作用のあるパクチー、キャベツ、ルッコラ

生活習慣病は、突き詰めると慢性炎症から始まります。

体内で自覚症状のない炎症が続くと、血管にダメージが蓄積される。結果、高血圧や動脈硬化につながります。

それだけでも命に関わる問題ですが、認知症のリスクも上がってしまいます。

炎症を避け、血管を守る。これが、脳に限らず食事術の基本となります。

その上で、もう一つのポイントになるのが「毒になる物質の排出」です。

身の回りには、見えないホコリやカビ、排気ガスなどが舞っています。どれだけ気を遣っても、これらの体内への侵入機会はゼロにできません。

これは食事にも言えることで、小さなイワシやサンマ、サバにも水銀は含まれています。ただ、マグロほどの量ではないので、基本的には人間の持つデトックス機能で排出できるわけです。

裏を返せば、体に悪い物質を排出できないと、健康にも悪いということ。

そこでおすすめなのが、香草のパクチー（コリアンダー）です。

好き嫌いの分かれる食材ですが、ビタミンやミネラルが豊富で、水銀や鉛などの重金属を排出する作用もあります。

水銀の多い大きな魚を食べるなら、せめてパクチーも一緒に食べましょう。

肝臓の解毒機能を高める「イソチオシアネート」を含むキャベツも、デトックスに役立つ野菜です。

抗酸化作用のあるビタミンCも豊富で、全身に効く素晴らしい食材です。

春に出回る芽キャベツは、普通のキャベツより栄養価が高く、食物繊維も多いので特におすすめです。

また、イソチオシアネートに加えて、肝臓をサポートする「グルコシノレート」もとれるルッコラもおすすめの野菜です。

●ホモシステインを減らすブロッコリー

認知症対策で意識したいのが「ホモシステイン」というアミノ酸の一種です。

ホモシステインは、必須アミノ酸「メチオニン」をつくる際にできる中間代謝物です。

メチオニンの代謝にはビタミンB群が必要で、ビタミンB6、B12、葉酸などのビタミンBが不足すると、ホモシステインが体内に溜まります。

この「ホモシステインはあるが、メチオニンはつくれない」状態が続くと、ホモシステインが血液中に移っていきます。

そうして血中濃度が15μmol/ℓを超えると「高ホモシステイン血症」となり、動脈硬化を引き起こし、認知症リスクも高くなってしまうのです。

つまり、認知症対策にはビタミンB群も大切なのです。

そこでおすすめの野菜が、先ほども登場した、葉酸やビタミンB1を豊富に含むブロッコリーです。

ビタミンB1も、不足して「ビタミンB1欠乏症」になると、記憶障害や認知機能の低下につながるので、脳を守る上で重要な野菜です。

また、先ほど紹介したパクチー、キャベツ、ルッコラもビタミンB群を豊富に含んでいます。

08 ― 脳のパフォーマンスを最大化する「完全無欠《ブレットプルーフ》コーヒー」

ここまでは、主に認知症のリスクを下げる食事術をお話ししてきましたが、脳のパフォーマンスを最大限に発揮するための食事術もお伝えしたいと思います。

私たちの脳は、能力通りのパフォーマンスを常に発揮することはできません。お酒を飲みすぎた翌日、食べすぎた翌日などは、体を起こすのも億劫で、仕事や勉強にも身が入らないものです。

つまり調子が悪いと、自分の脳のスペックを最大限に発揮できないのです。

体の不調は、「痛い」「重い」といった自覚症状として現れやすいのに対し、脳の不調は、よほど深刻な状態（脳出血など）にならない限り、自覚することが難しいものです。

そのため、多くの人が「脳の調子」を意識せずに過ごしてしまいがちです。

しかし、脳のポテンシャルを最大限に引き出すことができれば、私たちの人生は大きく変わります。

勉強や仕事の効率が上がり、その結果、収入アップや将来の選択肢が広がる可能性も秘めています。

私たち自身も、食生活を改善したことで、仕事の質が劇的に向上しました。

日中の眠気や疲労感に悩まされることもなくなり、心身ともに充実した毎日を送ることができるようになったのです。

脳のポテンシャルを引き出す上で、特に大きかった取り組みが2つあります。

それが「1日1食」と、「完全無欠《ブレットプルーフ》コーヒー」です。

私たちは基本的に、食事は夕食のみ、という生活を送っています。
詳細は5章で説明しますが、日中にお腹が減ることもありません。
「空腹になると仕事に身が入らない」と思う方もいるかもしれませんが、実際には
そうではなく、食べるからお腹が減り、眠くなります。
血糖値が急に下がると、空腹感や眠気が生じますが、なぜ急激に下がるのかとい
うと、「食事によって血糖値が上がるから」なのです。

脳を覚醒させる「完全無欠コーヒー」の作り方

では、1日1食は後述するとして、「完全無欠コーヒー」とは何なのか？
これは、**コーヒーにMCTオイルと無塩バター**を加えたものです。

私たちが最も参考にしている健康書の著者と言っても過言ではない、デイヴ・アスプリー氏の『シリコンバレー式 自分を変える最強の食事』（栗原百代訳、ダイヤモンド社）という本で知り、今では毎日飲んでいます。

カフェインを就寝時間の10時間前以内にとると、睡眠の質が下がります。

そのため、私たちは朝から午後早めの時間にかけて、1日3～4杯のコーヒーを飲んでいます。

無塩バターの代わりにグラスフェッドのギー（バターをさらに精製した純度の高い油脂）を溶かすのが、本要約チャンネル流です。

そしてMCTオイルは、ココナッツ等のヤシ科の植物に含まれる「中鎖脂肪酸」という、植物由来の飽和脂肪酸を主成分としています。

その名の通りココナッツオイルにも含まれていますが、中鎖脂肪酸100％の商品が「MCTオイル」です。

中鎖脂肪酸は、飽和脂肪酸と不飽和脂肪酸とは別の、脂肪酸の分類です。脂肪酸を構成する炭素数から、1章で取り上げた短鎖脂肪酸、中鎖脂肪酸、長鎖脂肪酸（DHAやEPA等が該当）の3つに分類されます。

中鎖脂肪酸は、その他の体によい長鎖脂肪酸と比べて、4～5倍ものエネルギー効率を誇ります。

つまり**完全無欠コーヒーは、すぐエネルギー**になってくれるわけです。

難しい読書や動画編集をバリバリこなしても、疲れることはありません。集中力が途切れず、1日を過ごすことができます。

ぜひ、**あなたも脳のパフォーマンスをアップ**するために完全無欠コーヒーを試してみてください。

本当に、本当におすすめです。

09 知られざる脳と腸内環境の深い関係

「腸は第二の脳」という話を何度かしていますが、実は腸は、脳の健康にも大きく影響しています。

近年の研究で、腸内細菌のバランスが乱れると、アミロイドβの蓄積や、脳の炎症に影響を与える可能性が指摘されています。

実際に、アルツハイマー型認知症などの認知症患者は、健康な方に比べて腸内細菌のバランスが崩れていることが観察されています。悪玉菌が増加し、善玉菌が減少する傾向が見られるのです。

さらに注目すべきは、腸の炎症と認知症の関係です。

たとえば、炎症性腸疾患の方は、認知症のリスクが高くなる可能性を示唆する研究があります。腸の炎症が脳にまで影響を及ぼす可能性があるわけです。

とはいえ、この関係は悪い面に限った話ではありません。

1章で紹介した、腸内細菌が産生する「短鎖脂肪酸」が、脳に好影響を与えることがわかりつつあります。

短鎖脂肪酸が、脳の細胞を保護したり、アミロイドβを分解したり、認知機能を改善したりする可能性が示唆されているのです。

また腸内細菌は、セロトニンやドーパミンといった、脳の働きに重要なホルモンの産生にも大きく関わっています。

その結果、私たちの気分や睡眠の質、記憶などにも影響を与えています。

このように、脳と腸には双方向的な関係性（脳腸相関）があります。

これらを踏まえると、腸を守る食事術と、脳を守る食事術に共通点が多いのも、当たり前のことのように思えます。

糖質の過剰摂取は、腸内環境にも悪影響を与えます。

高糖質食は腸内の悪玉菌を増やし、善玉菌を減少させる傾向があります。

脳の健康のために糖質を控えることは、腸内環境の改善にもつながるというわけです。

脳腸相関は、「健康は腸から」という言葉の科学的な裏づけでもあるんですね。

この最新の研究成果を踏まえると、脳の健康には、この章で述べた糖質や脂質との付き合い方に加えて、腸内環境を整える食生活も重要であるとよくわかります。

食物繊維やオリゴ糖、シンバイオティクスを意識した上で、バランスのよい低糖質の食事をとる。

そうすれば、確実に脳と腸の健康状態を大きく改善できます。

第4章

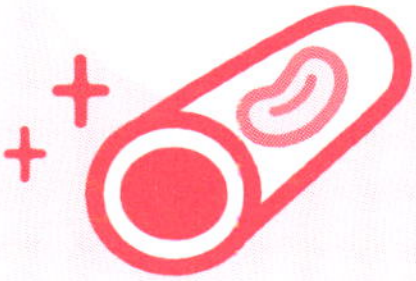

高血圧と動脈硬化に負けない！しなやかで丈夫な血管を取り戻す食事

血管によい食事（概要）

1 食物繊維

2 ポリフェノール

3 ナットウキナーゼ

4 焦げ、揚げ物を避ける

5 糖質を控える

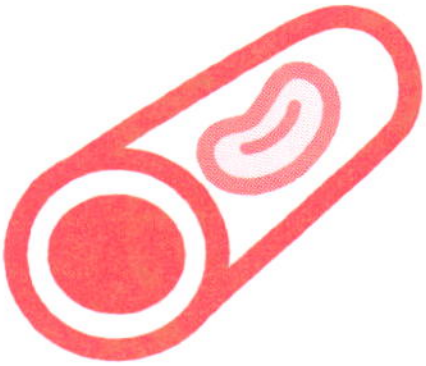

血糖値スパイクを予防
高血圧を予防
動脈硬化を予防
血管を若く元気に

01 血管は地球2周半もの長さ。食事によるメンテナンスが健康の要

脳の血管がダメージを受けると、脳卒中などのリスクが上がり、認知症の遠因にもなることを3章でもご説明しました。

ただ、血管の重要性は、脳血管に限った話ではありません。大動脈解離が起これば命に関わりますし、心臓周りの冠動脈が詰まれば心筋梗塞になってしまいます。

そもそも「三大疾病」と呼ばれる心疾患（心筋梗塞）や脳血管疾患（脳卒中）は、血管が詰まったり、破れたりすることで起こります。

さらに、残りの一つであるがんも、実は血管と関わっています。

その理由はさまざまなものが考えられており、「○○だから」と一言で説明することはできませんが、がん患者は血管年齢が実年齢より高い傾向があるのです。

日々の食事で、どれだけ老化を防げるか

血管は、私たちが日常生活で意識する機会が少ない器官です。腸や肝臓や腎臓、脳などの臓器と比べても、その存在を実感しにくいかもしれません。

しかし、当たり前の話ですが、血管は全ての臓器に行き渡り、私たちの体を動かす生命の源となっています。

ですから、血管の健康を維持し、老化を防ぐことは、全身の健康を守る上で極めて重要な取り組みといえるでしょう。

人間の血管の全長は、微細な毛細血管も含めれば、なんと約10万キロメートルといわれています。地球を約2周半できる長さです。

自分の体の中に、東京・ニューヨーク間を5往復近くできる長さの管が、全身に張り巡らされている。

これをリアルに想像するのは難しいですよね。

実際、体内の血管の状態を、的確に把握するのは困難です。

健康面でも、肝臓や腎臓のように、血管の病気は基本的に自覚症状がない、という厄介な特徴があります。

高血圧や動脈硬化は「サイレントキラー」と呼ばれ、気づかないうちに進行していきます。

近年、全国で進む橋やトンネルなどの老朽化が社会問題となっています。

人体における血管も同じです。ある日突然、橋やトンネルが崩落するように、目に見えず、痛みも感じないままに劣化が進んでいくのです。

だからこそ、予防が極めて重要になります。

そして、最も効果的な予防法が、適切な食事です。

健康意識が高い人は、毎日の食事を通じて、この10万キロメートルに及ぶ血管という血流インフラの修復・メンテナンスをしているのです。

なお、血管の状態を把握するのは困難と書きましたが、専門家の力を借りれば不可能ではありません。

飲酒喫煙や、この後説明する血管に悪い食生活などに心当たりがあり、自分の血管の状態が心配になった方は、近くの病院で検査をしてみましょう。

微細な毛細血管など、全身の血管をくまなく調べることはできませんが、頸動脈エコーなどを受ければ、動脈硬化の進行度合いを知ることはできます。

頸動脈はダメージを受けているのに、心臓や脳の血管はツルツルでピカピカ、なんて都合のいい話はまずありません。

気になる方は、ぜひ医師に相談してみてください。

02 ― 血管の健康を守るために絶対、見落とせない3つの条件

血管の健康を維持する「適切な食事」。そこで重要になるポイントが、

1. 動脈硬化を防ぐ

2. 血糖値スパイク（血糖値の急上昇と急降下）を防ぐ

3. 高血圧を防ぐ

この3つです。

人体を走る血管は、血液を各臓器に運ぶ交通システムの要です。

以下のように想像してみると、そのリスクが理解しやすくなるでしょう。

動脈硬化は道路の舗装が傷んでいる状態。
血糖値スパイクは突然の交通渋滞。
高血圧は常に車がスピードを出しすぎている状態。

これらの問題を解決することで、私たちの体内を巡る物流ならぬ血流システムは、スムーズに機能し、健康な状態を保つことができます。

そして、血管の問題解決を図る上で重要なのは、各個撃破ではなく、網羅的に対応することです。

なぜなら、動脈硬化・血糖値スパイク・高血圧は、密接に関連しているのです。

動脈硬化が進行すると、血管が硬く狭くなり、血圧が上昇しやすくなる。

血糖値スパイクが続くと、血管内皮細胞が傷つき炎症を起こし、動脈硬化が促進される。

高血圧は血管に負担をかけ、さらに動脈硬化を進行させる。

こんな負の相関関係があるので、3つを同時に予防する意識が必要です。

ここで面白いのが、その対策をしようとすると、1章から3章で出てきた食事術と、自ずと似たような対策になる点です。

たとえば、たんぱく質や良質な脂質を適度にとれば、動脈硬化を予防できます。食事の際に、食物繊維が豊富な野菜を先に食べ、糖質の摂取を控えめにすれば、血糖値スパイクを抑えられます。

さらに、減塩や適度な運動を心がければ、高血圧のリスクを下げられます。

実際に、数多くの研究で、バランスのよい食事をすることで、動脈硬化・血糖値スパイク・高血圧の予防に効果があることが示されています。

代表的なものが地中海食で、魚、野菜、果物、全粒穀物、オリーブオイルを中心とした食事は、心疾患のリスクを下げることが知られています。

次項からは、3つのポイントについて、より詳しく説明していきます。

03 ― 動脈硬化は、血管の若さを奪う静かなモンスター

動脈硬化は、本来しなやかで弾力のある血管が、徐々に硬くなっていく現象です。イメージとしては、ゴムホースが長年の使用で硬くなっていく感じです。

ただし、血管の場合は単に硬くなり、劣化していくだけでなく、内側にコレステロールなどが溜まって狭くなっていきます。

前項で、動脈硬化によって、血圧が上昇すると書いたのもそのためです。血管の柔軟性が失われ、さらに中身も狭くなった状態で、そうなる前と同じように全身に血液を送るには、ポンプ作用を強くするしかありません。

だから、血管の内部にかかる圧力＝血圧が上がるんですね。

そんな動脈硬化は、高血圧以外にも、さまざまな病気の原因となります。

代表的なのは、心臓や脳の血管が狭くなったり詰まったりすることで起こる、心筋梗塞や脳梗塞です。

ちなみに、「脳卒中」には脳梗塞と脳出血が含まれますが、動脈硬化になると劣化したゴムホースに穴が開くように、血管が破れるリスクも上がります。そして、脳血管が破れてしまうと脳出血になるわけです。

また、「狭心症」も動脈硬化が原因で起こります。

これは、心臓に血液を送る冠動脈が狭くなることで、胸の痛みや圧迫感が引き起こされる病気です。

また動脈硬化の悪影響は、心臓や脳だけではありません。

足の動脈硬化は「末梢動脈疾患」につながります。この病気では、足の血流が悪くなることで、歩行時の痛みなどが生じます。

腎臓の動脈硬化は、2章でも触れたように「腎硬化症」につながり、腎機能を低下させます。

大動脈が動脈硬化で弱くなると、大動脈瘤を引き起こすリスクも高まります。

動脈硬化が恐ろしいのは、自覚症状がほとんどないまま進行することです。すでに重大な病気の引き金に指がかかっていても、大きな症状が出るまで気づくことができないのです。

大動脈瘤が破裂すれば、命を落としかねません。

まさに文字通りの「サイレントキラー」です。

さらに、動脈硬化は未病の段階でも、さまざまな症状を引き起こします。

手足の冷えや痺れは、末梢血管の循環不全が原因である可能性があります。

動脈硬化で血流が悪くなることで、このような症状が現れるのです。

また全身の血流を低下させることで、動脈硬化は通常より疲れやすくなる「易疲労感」や息切れなどの症状も引き起こします。

頭痛やめまい、耳鳴りなども脳の血流量低下が関係しています。

他にも、毛細血管が脆弱になることで、出血する可能性も上がります。

高齢者は紫斑がよくできるようになりがちですが、それも加齢によって血管が衰えているためです。

皮下の血流量が低下すると、傷の治癒が遅れることもあります。

このように、動脈硬化自体が大小さまざまな病気、不調を起こします。

その上、このサイレントキラーを好き勝手にさせていると、心臓や脳などの臓器の血管がダメージを受けて、心筋梗塞や脳梗塞の原因にもなってしまうわけです。

動脈硬化が起きる主な原因

こんな困った動脈硬化が、なぜ起こるのでしょうか？
主な原因を挙げていきます。

●高脂血症

「高脂血症」とは、血液中のコレステロール値や中性脂肪値が異常に高くなることで起こる病気です。

ここではコレステロールに話を絞りますが、血液中のＬＤＬコレステロール（悪玉コレステロール）が増えすぎると、血管の内壁に付着しやすくなります。

最新研究では、ＬＤＬコレステロールが酸化してしまうと、特に危険性が高くなることがわかっています。

・炎症

体内で慢性炎症が収まらずに続いている状態になると、血管の内壁が傷つきやすくなります。

肥満や喫煙も炎症を引き起こす原因になるので、メタボ気味の方やヘビースモーカーの方は、すでに体内で炎症が続いていると考えたほうがよいでしょう。

・酸化ストレス

3章で老化の原因として挙げた「酸化」。

私たちの体内では常に酸化反応が起こっています。ただ、これが過剰になると血管が傷つきます。このダメージを与える力が酸化ストレスです。

・高血糖

血糖値が高い状態が続くと、糖とたんぱく質が結びつき、「糖化（カラメル化のようなもの）」という現象が起こります。

この糖化はＡＧＥｓを生成してしまうので、血管の内壁を傷つけ、もろくしてしまいます。

特に、高血糖によって後ほど説明する血糖値スパイクが起きると、血管に大きなダメージを与えるので要注意です。

● 高血圧

血圧が高くなると、その血液の圧力が血管を傷つけます。

さらに、傷ついた部分にコレステロールが付着しやすくなり、動脈硬化が進行しやすくなります。

先ほど、血管の健康対策は網羅的にするべき、と説明しましたが、高血糖は糖化だけでなく、炎症や酸化も引き起こします。

そのため血糖値を下げることも大切ですが、他にも炎症を起こす食習慣や生活習慣を改めるなど、総合的なアプローチも必要になります。

このように、動脈硬化は全身に影響を及ぼし、さまざまな病気やリスクを引き起こします。動脈硬化を予防し、早期に発見・治療することが、健康を維持するために非常に重要なのです。

04 ー 食後に眠くなる人は要注意！「血糖値スパイク」は血管の大敵

みなさん、こんな経験はありませんか？

ラーメンや丼物を食べた後、突然眠くなる。
加糖飲料を飲んだ後、一時的に元気が出るが、すぐに疲れを感じる。
白米やパン中心の食事の後、なぜか体がだるくなる。

これらの症状、実は危険信号かもしれません。
そのとき、あなたの体内で「血糖値スパイク」が起きている可能性があります。

血糖値スパイクとは、食後に血糖値が急上昇し、その後急激に下降する状態を指します。

ここまで、血糖値の上昇や、慢性的な高血糖がよくないものだと説明してきましたが、これらも血糖値スパイクにつながってしまいます。

食事の前後で血糖値は変動しますが、通常ならゆるやかな波を描きます。血糖値スパイクも危険ですが、常に高血糖も危険です。

そのため、人間の体には、血糖値が上がると、それを下げようとする働きがあります。そして、血糖値が急激に上がると、下がるときも急激に下がります。

「スパイク」とは「棘（トゲ）」を意味する言葉ですが、血糖値の変動グラフを見ると、まさにトゲのような形になっているのです。

炭水化物を多く含む主食で血糖値スパイクが起こるのもそのためです。

糖質を多く含むラーメンや白米を一度に大量に摂取すると、体内で炭水化物が急速に糖に分解され、血糖値が急上昇します。

1章で何度も書いたように、食物繊維を一緒にとると、それを邪魔できます。野菜や肉、魚などのたんぱく質や食物繊維を含む食品は、消化に時間がかかるので、一緒に糖質の多い食品を食べても血糖値の上昇がゆるやかになります。

しかし、ラーメンだけを食べたり、加糖飲料を大量に摂取したりすると、血糖値は急上昇します。

すると、血糖値を下げるホルモン「インスリン」が大量に分泌され、今度は血糖値が急降下します。

この急激な血糖値の変動が、血管に、人体に、大きな負担をかけています。

血管が傷つくことで、先ほども触れたように動脈硬化のリスクも上がります。

さらに、血糖値スパイクが繰り返されると、インスリンが効きにくくなる「インスリン抵抗性」が発生します。

インスリン抵抗性が高まると、血糖値を下げられなくなるので、糖尿病の原因にもなります。

繰り返しになりますが、食後の眠気やだるさを感じたことがないという方はほとんどいないのではないでしょうか？

その眠気は血糖値スパイクによって、血糖値が上がった後に急降下して、低血糖状態になることで引き起こされたものかもしれません。

ぜひとも、健康的な食生活を心がけ、血糖値スパイクを防いでください。

そのためには、食物繊維などを含むバランスのよい食事をとること。

そして、血糖値を上げる炭水化物などから食べずに、野菜など、食物繊維を含むものを先に食べて（ベジファースト）、体が糖を吸収しにくい食べ方をする。

この2つを心がければ、血糖値の変動はなだらかな波を描くはずです。

血糖値スパイクが血管を傷つけるメカニズム

「血糖値スパイクをとにかく防いでほしい」

これは心から思うところですが、ただ訴えるだけでは芸がありません。

そこで、なぜ血糖値スパイクが、すなわち血糖値の急上昇&急降下が健康に悪いのかを、もう少し詳しく説明しましょう。

血糖値スパイク時の血糖値の上下の動きは、まるでトゲのようだと先述しました。

実は、健康への悪影響も、文字通り血管にトゲを刺すようなものなのです。

そのトゲによって血管が傷つき、動脈硬化を促進してしまいます。

具体的には、以下の3つのメカニズムで、血管がダメージを受けています。

1. 高血糖による直接的なダメージ

高濃度のブドウ糖は、それ自体が「血管内皮細胞」にダメージを与えます。

血管内皮細胞は、血管の最も内側で血液に接しています。そんな細胞を、強酸性の液体が金属を溶かすように、高濃度の糖が傷つけてしまいます。

2．酸化ストレスの増加

血糖値が急上昇すると、体内で活性酸素が増加します。

活性酸素は不安定な分子で、他の分子から電子を奪おうとします。まるで泥棒のように細胞から電子を奪ってしまいます。

この働きで細胞が傷つくのが「酸化ストレス」の仕組みです。

3．インスリン抵抗性を引き起こす

インスリンは、血糖値を下げるために重要なホルモンです。1型糖尿病患者がインスリン注射を打つのも、体内でインスリンを生成できなくなるからです。

血糖値スパイクを繰り返すと、同じ注意を繰り返すうちに聞き耳を持たれなくなるように、インスリンの働きが悪くなる「インスリン抵抗性」が起こります。

インスリン抵抗性が強くなると、血糖値を下げることができなくなり、高血糖状態が続くようになります。

そうなると、さらに血管内皮細胞への負担や、酸化ストレスが増える悪循環に突入してしまうのです。

まとめると、血糖値が急上昇すると、ブドウ糖や活性酸素が血管を傷つける。

さらに血管は、その傷を修復する際に内壁が厚く硬くなることがあります。

おまけに、血栓ができる可能性も高くなってしまいます。

日々、血糖値スパイクを繰り返すと、これらの悪影響が蓄積していきます。

血管内皮細胞は傷つき、血管が硬くなっていく。

その結果、動脈硬化の進行につながり、動脈硬化は、最終的に命にも関わりかねないより深刻な病気につながるという、さらなる悪循環を招きます。

水道管が錆びてしまうと、中を流れる水が汚れてしまい、水道管が壊れるリスクも高くなります。

血管も同じように、傷ついて硬くなると、全身に酸素や栄養素を届ける機能に支障が生じる上に、血管そのものが壊れてしまう可能性も上がります。

だからこそ、血糖値スパイクを防ぎ、血管の健康を守ることが大切なのです。

05 — 多くの人が悩む高血圧を改善し健康長寿を手にれる

高血圧は、現代社会における大きな健康問題の一つです。日本人の3～4人に一人が高血圧と推定されており、多くの人が悩まされている病気です。

血管は、ツヤツヤとして弾力があるのが正常な状態です。

しかし、高血圧の人の血管には強い圧力がかかり、血管の内壁が傷つきます。290ページで触れたように、その傷を修復する際に、血管が厚く硬くなります。他にも、傷跡などにコレステロールやカルシウムが溜まることで、どんどん柔軟性を失っていきます。

これが、動脈硬化になるメカニズムです。

また、高血圧は動脈硬化を招きますが、動脈硬化もさらなる高血圧を招きます。大きな地震で揺れ動く免震構造のビルのように、血管も硬くなると、血流の圧力を逃せずに余計な負荷がかかってしまいます。

そのため、動脈硬化になると、血液を巡らせるためにより強い力が必要になり、血圧もより高くなってしまうのです。

血管への直接的なダメージ以外にも、高血圧の問題点はあります。

たとえば高血圧の人は、心臓のポンプ機能が通常よりも強く働いています。

これは適切な血圧の人よりも、血液を全身に巡らせるために余分なエネルギーを消費することを意味します。

疲れやすい方は、知らないうちに高血圧になっている可能性があります。

まずは減塩に着手しよう

高血圧の主な原因の一つが、塩分のとりすぎです。

血圧と聞くと、真っ先に塩分を思い浮かべる方も多いでしょう。

では、どうして塩分過多によって、血圧が上がるのか？

私たちの体は、血液中の塩分濃度を一定に保とうとします。塩分を過剰に摂取すると、血液中の塩分濃度が上昇します。

すると、この濃度を下げようと、人体は血管内の水分を増やそうとします。その結果、血液量が増加するので、血管にかかる圧力が高まるのです。

他にも、塩分の過剰摂取は、血管を収縮させる作用のあるホルモン「アンジオテンシンII」の産生を促進します。

血管が収縮すると、当然ながら血管の内径が狭くなります。

結果、ホースを強く握ると水の勢いが増すように、血圧も上昇するのです。


塩分のとりすぎは、これらのメカニズムによって血圧を上げてしまいます。

高血圧の状態が続くと、血管は常に強い圧力にさらされることになります。

これが血管を傷つけ、動脈硬化を促進します。

そして、劣化したホースが一気にボロボロになるように、高血圧や動脈硬化は血管の劣化を加速させる負のスパイラルを招きます。

また、心筋梗塞や脳梗塞、腎臓病などの重大な病気のリスクも高まります。


加齢も高血圧のリスク要因の一つです。

基本的には歳を重ねるにつれ、血管は徐々に硬くなり、弾力性を失っていきます。

これは動脈硬化の進行を意味します。

また、腎機能が低下すると、余分な塩分を尿中に排出する能力も減少します。

その結果、体内に塩分が蓄積しやすくなり、高血圧のリスクがより高くなります。

さらに、心臓の機能も年齢とともに低下します。

心臓は全身に血液を送り出すポンプの役割を果たしていますが、その機能が衰えると、血液を送り出すために、より高い圧力が必要になります。

これも高血圧の一因となります。


繰り返しになりますが、サイレントキラーの高血圧は自覚症状に乏しいので、知らないうちに血管のダメージが蓄積されていることも珍しくありません。

だからこそ、日頃から高血圧を予防する生活習慣が大切になります。


その中でも特に重要なのが食事です。

塩分を控えめにし、塩分を排出する働きのあるカリウムを多く含む野菜や果物を積極的に摂取しましょう。

また、適度な運動も非常に重要です。

ストレスを溜めすぎないことも高血圧予防に役立ちます。


そして、もう一つ重要になるのが血圧測定です。

動脈硬化などに比べると、血圧は簡単に測ることができます。

高血圧の兆候がある人は、動脈硬化や高血糖の可能性も考えられます。

高血圧は、必要に応じた薬物療法でコントロールできる病気なので、気になる数値が出たら、早めに医師に相談することも大切です。


歳を重ねるほど、高血圧のリスクは高まります。

しかし、老化の原因物質も食事でコントロールできる時代です。

健康的な食生活と生活習慣を心がければ、高血圧は予防できますし、高血圧患者の方も、十分改善が可能です。

専門家のアドバイスを受けつつ、対策に取り組んでください。

06 ― 血管の老化を防ぎ、若々しい血管を！おすすめの食事術&生活習慣

それでは、具体的には何をすれば血管を守れるのでしょうか？

まず着手してほしいのは、高血圧と動脈硬化を防ぐ減塩です。

そして、もう一つの脅威である血糖値スパイクや、それに伴う「糖化ストレス」を防ぐには、以下の5つを意識してください。

1. 糖質の多い食べ物は控えめにする

当たり前の話かもしれませんが、原因物質の摂取はできるだけ減らしましょう。

加糖飲料、白米などの精製された炭水化物などは、急激な血糖値の上昇を引き起こします。

これらの飲食物はできるだけ控えめにする。そして、1章で触れたGI値の低い食品をできるだけとりましょう。

代表的な低GI食品は、全粒穀物や豆類、野菜などです。

2．食物繊維を多く含む食品を積極的にとる

何度もしつこく恐縮ですが、野菜、果物、全粒穀物など、食物繊維を多く含む食品はとにかく重要です。

食物繊維は糖の吸収を穏やかにし、血糖値スパイクを防ぐ効果があります。腸内環境を整え、便秘の予防にも役立つ「第6の栄養素」を積極的にとる。

また、ベジファーストのように順番も大切です。「食物繊維を先、糖質は後」の食べ方を意識してください。

3．適度な運動を心がける

定期的な運動は、インスリン感受性（インスリン抵抗性の逆）を高め、血糖値の

調節に役立つことがわかっています。

ウォーキング、ジョギング、水泳など、自分に合った運動を無理のない範囲で行いましょう。ストレス解消や睡眠の質の向上にも役立ちます。

4. ストレス管理

ストレスは血糖値を上昇させる要因の一つです。ストレスを溜め込まないように、自分なりの管理方法を見つけて、日常的に実践しましょう。

十分な睡眠をとる、リラックスできる時間を持つ、運動をする、瞑想やヨガをするなど、そのやり方はさまざまなものが考えられます。

5. 定期的な健康診断

血糖値スパイクや糖化ストレスが日常的に起きていたとしても、本章の冒頭に触れたように、そのダメージに自分で気づくのは困難です。

ですから、定期的に健康診断を受けて、血糖値や血管の状態をチェックすることを強くおすすめします。

そして、異常が見つかった場合は、生活習慣の改善はもちろん、早めに医師にかかって適切な治療を受けることも大切です。

食事や運動だけで治せるのが理想ではありますが、サイレントキラーがある程度暴れ回った状態ですと、専門的な治療が必須になる場合も多いです。


もちろん、理想は薬や医師の助けがいらない状態です。

それぐらい健康でいるためには、異常を自覚する前から、日常的に高血圧と動脈硬化と血糖値スパイクを防ぎ、糖化ストレスを軽減する生活を送るしかありません。

食生活を見直し、運動などのその他の適切な対策もとることで、弾力のある若々しい血管を保ち、元気な日々を過ごすことができるのです。

07 ― 血管だけじゃない！糖がもたらす7つの悪影響

糖質のとりすぎは、血糖値スパイクを引き起こし、糖化ストレスを蓄積させます。これらは血管のみならず、その他の臓器にも深刻な影響を及ぼし、さまざまな健康リスクを増大させます。

初めて健康書を手に取った、日常的に加糖飲料を飲む方は、読み進めるたびに「また糖かよ！」と、ゾッとするものがあるかもしれません。

多くの健康書や研究論文を読んでいても、その難しさをひしひしと感じます。私たちが3章で述べた、糖質を1日100gしかとらない生活をしているのも、とりすぎのデメリットが大きすぎるからです。

間違いなく人体に必要だけれど、必要な分をとり、とりすぎにはならないラインを探る手間を考えたら、そもそも糖質に頼らないほうがいい、というわけです。

そこで、既出の内容も含めて、あらためて糖質のとりすぎによる健康への悪影響をまとめて紹介します。

1. 生活習慣病のリスク

糖質のとりすぎは、肥満、糖尿病、脂質異常症、高血圧といった生活習慣病のリスクを大幅に増加させます。これらの病気は、心疾患や脳血管疾患等のより重大な病気につながる可能性があります。

2. がんのリスク

高血糖状態は、がん細胞の成長を促進します。そのため、糖質のとりすぎは、大腸がん、乳がん、膵臓がんなどさまざまながんのリスクを高めます。

3. 認知機能の低下

糖化ストレスは脳の神経細胞にダメージを与え、認知機能の低下につながります。糖質のとりすぎと、アルツハイマー型認知症や脳の老化には、密接な関係があると考えられています。

4. 免疫機能の低下

高血糖状態は、免疫システムの機能を低下させ、感染症に対する抵抗力を弱めることがわかっています。糖質をとりすぎると、体の自然な防御機能が損なわれ、病気に対する脆弱性が高まってしまいます。

5. 肌の老化

糖化ストレスは、肌の弾力やハリを保つたんぱく質の「コラーゲン」や「エラスチン」を傷つけ、シワやたるみの原因となります。糖質のとりすぎは、肌の老化を加速させ、若々しさを奪ってしまうのです。

6. 歯の健康

口内細菌は、糖をエサにして、歯のエナメル質を溶かす酸を産生します。糖質のとりすぎは歯の健康を脅かし、虫歯や歯周病のリスクを高めます。

7. 依存性

糖質は脳の報酬系を刺激し、依存性を引き起こします。砂糖への渇望は、まるで薬物依存のように食生活をコントロールし、健康を脅かします。

最後に紹介した依存性は本当に厄介です。

米、ラーメン、うどん、パンなどの主食。ケーキ、どら焼き、たい焼き、お団子、アップルパイ、菓子パンなどの甘いもの。ポテトチップスなどのスナック菓子。カップラーメンなどの加工・インスタント食品。コーラなどの加糖飲料。

どれも美味しいものですが、糖質が多いので、ときに依存症のように求めてしまうことがあります。

124ページで、腸内細菌が食欲をコントロールしている可能性について触れました。

ラーメンやスイーツが体に悪いと知りつつ、つい食べてしまう方も多いはずです。

もちろん、大前提として「美味しいから食べたい」という気持ちはあると思うのですが、そんな気持ちすら糖を欲する悪玉菌に操られているのかもしれません。

糖質が多く含まれている食品は、手軽に買えるものが多く、「食べたい」と思ったらすぐに食べられてしまいます。

糖質過多の食事は、自分で自分を傷つけるようなもの。

糖の沼にはまらずに、適切な距離を取らないと健康にはなれません。

08 恐怖！ 糖から生まれる最悪な物質 血管も全身も傷つけるＡＧＥｓの正体

3章でも取り上げた、老化の原因とも目される「ＡＧＥｓ（Advanced Glycation End Products＝終末糖化産物）」。

ここでは、その恐ろしさをより具体的に説明します。

先述した「酸化ストレス」のように、ＡＧＥｓが生まれる糖化反応で人体が受けるストレスが「糖化ストレス」です。

現代社会には、糖質の多い食品があふれており、知らず知らずのうちに血糖値スパイクを起こし、糖化ストレスを溜め込んでいる人も少なくありません。

仕事の合間に甘いコーヒーを飲み、昼食は糖質主体の食事。さらに間食で甘いお菓子を食べる――。今の日本では、特に珍しくもない光景だと思います。

そして、こんな食生活に当てはまる方の中には、「最近疲れやすくなった」とか「肌のくすみが気になってきた」と思いつつ、「歳をとっているのだからしょうがない」と後ろ向きに受け入れている方もいるのではないでしょうか？


たしかに、老化すると、疲れやすくなり、肌コンディションも悪くなります。

でも、老化の原因は、加齢よりも生活習慣にあります。

すでに述べたように、ＡＧＥｓは老化の原因と考えられています。

要するに、「単に歳を重ねているから老化する」のではなく、「ＡＧＥｓが増え続けるような生活をしながら歳を重ねている」から老化する。

血糖値スパイクと糖化ストレスが、老化に影響していると考えることで、適切な対策をとることができるのです。

血糖値スパイクは、糖質のとりすぎによって起こります。

しつこくなりますが、甘いお菓子や加糖飲料、白米などの精製された炭水化物を大量に摂取すると、急激に血糖値が上昇します。

その結果、直接血管が傷つけられる上に、余分な糖とたんぱく質が結合してAGEsができる糖化ストレスも発生します。

体内で蓄積し、体を〝焦げつかせる〟ように、さまざまな悪影響を及ぼすAGEsは、以下のようなメカニズムで、老化や病気の原因となると考えられています。

1. 炎症の促進

AGEsは、炎症を引き起こす物質の産生を促進します。

体の正常な機能を維持する上で、炎症は必要な反応ですが、慢性的に続くと大きな問題になります。

さまざまな研究で、AGEsによって引き起こされる慢性炎症が、動脈硬化、がん、認知症など、多くの病気の原因となる可能性が指摘されています。

2. 細胞や組織の損傷

ＡＧＥｓは、細胞や組織の構造や機能を損ないます。

たとえば、血管壁にＡＧＥｓが蓄積すると、血管が硬くなり、弾力性が失われます。その結果、動脈硬化や高血圧、引いては心筋梗塞等のリスクが高まります。

さらに、皮膚のコラーゲンにＡＧＥｓが結合すると、老化が加速してシワやたるみが目立つようになりますし、骨のたんぱく質にＡＧＥｓが蓄積すると、もろくなって骨粗しょう症の原因となります。

3. 抗酸化力の低下

これまで何度も健康によい成分として登場しているポリフェノール。

特に重要なのは、その抗酸化作用ですが、ＡＧＥｓは体内の抗酸化物質を減らしてしまうのです。

抗酸化物質は、喫煙や汚染された大気、紫外線などによって生成され、細胞を傷つける有害な活性酸素から、体を守る役割を担っています。

抗酸化物質が不足すると、活性酸素による酸化ストレスから体を守れなくなるので、老化や病気のリスクが高まります。

このように、非常に大きなリスクのあるＡＧＥｓですが、毎日忙しく働いていると、疲労や肌コンディションの低下は当たり前と感じてしまいがちです。

でも、そうしている間に、糖化ストレスは体内で静かに、しかし確実に、老化や病気の原因を蓄積していきます。

ですから、はっきりと「老化している」と実感するようになる前から、食生活を見直し、糖化ストレスを溜め込まないようにするのが理想です。

さらにＡＧＥｓは、先ほども触れた血管内皮細胞にも直接影響します。

酸化ストレスや炎症を引き起こして血管を傷つけてしまうのです。

その結果、血管の正常な機能が損なわれ、動脈硬化や血栓形成のリスクが高くなってしまいます。

また、赤血球の「変形能」も、ＡＧＥｓによって低下することが判明しています。本来の赤血球は柔らかく、通る血管によって柔軟に形を変えられます。この能力が変形能です。赤血球は酸素を全身に運ぶ重要な役割を担っていますが、全身に酸素を運ぶには細い毛細血管も通り抜ける必要があります。

ところが、変形能が低下すると、微細な血管を通過しにくくなり、各組織への酸素供給が減少します。すると、体のあらゆる部位の機能が低下して、疲労や倦怠感、肌の老化などにつながってしまうのです。

血糖値スパイクによって血管が直接的なダメージを受ける。
そして糖化ストレスで老化や病気のリスクも増してしまう。
糖質のとりすぎは、そんな二重三重の健康リスクを招いてしまうのです。

09
血管の健康に最強の食材は「納豆」効果を高める組み合わせも

血管の健康のために、強くおすすめしたいのが納豆です。

納豆の原料である大豆に含まれる「大豆イソフラボン」は、LDL（悪玉）コレステロール値を低下させ、動脈硬化の予防に効果があると考えられています。注目の酵素「ナットウキナーゼ」には、血液をサラサラにして、血栓ができるのを予防する効果がありますし、塩分を排出するカリウムも豊富です。

さらに、納豆は食物繊維が豊富で、納豆菌もとれるシンバイオティクスにピッタリの食品でもあります。

また腸内環境の改善は、高血圧や動脈硬化の予防など、血管の健康維持にも大いに効果があると見られています。

たんぱく質を肉中心でとると、飽和脂肪酸のとりすぎにつながってしまいますが、植物性たんぱく質が豊富なのも納豆の素晴らしい点です。

そして、ただでさえ素晴らしい納豆に、ぜひ加えてほしい、その効果がいや増す食材も紹介します。

●シラス：カルシウムとＤＨＡで血管を守る

シラスはカタクチイワシなどの稚魚を指します。

この小魚には、カルシウムやビタミンＤやたんぱく質、おなじみのオメガ3脂肪酸・ＤＨＡが豊富に含まれています。

カルシウムには、血管の収縮と拡張を調節する働きがあります。

十分なカルシウムを摂取することで、血圧の上昇を抑え、血管の健康維持に役立つと考えられています。

有名な骨を守る効果も重要です。

血管を守るには、運動も大切ですが、骨折をきっかけに体を動かせなくなる高齢者は少なくありません。

ただ、カルシウムは吸収効率が悪く、近年、有名な牛乳は、あまり骨に効果がないと考えられるようになっています。

そこで重要になるのが、ビタミンDです。ビタミンDは、カルシウムの吸収を助けてくれるので、カルシウムと同時にとることで骨を強くしてくれるのです。

筋肉をつくるたんぱく質も豊富なので、年齢とともに衰える足腰を守ってくれる食材です。

一方、どんな臓器・器官にも効くＤＨＡは、血管内皮細胞の機能を改善する効果もあり、動脈硬化の予防効果が期待されています。

抗炎症作用もあるので、炎症による血管のダメージも軽減してくれます。

さらに、「シラス納豆」としてセットで食べる相乗効果も大きいです。

納豆に含まれるビタミンKには、ビタミンDが骨まで運んでくれたカルシウムを、骨に沈着させる働きがあります。

また、足腰が丈夫でも、認知症になってしまうと運動面の不安が大きくなりますが、シラスと納豆には、それぞれ認知機能の低下を防ぐ効果があります。

シラスはいうまでもなくDHAによるもの。

納豆は大豆イソフラボンやナットウキナーゼ、「ポリアミン」という成分などの多様な栄養素が、血液をサラサラにしたり、アミロイドβの蓄積を抑えたりすることで、脳血管性認知症やアルツハイマー型認知症を予防すると考えられています。

さらに、血液の健康にもシラス納豆が効果的です。

年齢とともに減っていく赤血球をつくるには、鉄分が必須です。

ただ、鉄は骨におけるカルシウムのようなもので、鉄を材料に赤血球をつくるには、ビタミンB12や葉酸のサポートが大切です。

そして、そんなビタミンB12はシラスに、葉酸は納豆に含まれているのです。

●おろしにんにく：アリシンとビタミンB1がアリチアミンを生む

にんにくをすりおろして、納豆やシラス納豆に加えるのも非常におすすめです。

にんにくの健康効果の鍵を握る「アリシン」と、納豆に含まれるビタミンB1は、体内で結合して、「にんにくB1」とも呼ばれる「アリチアミン」という化合物になります。

このアリチアミンは、水と油の両方に溶けやすく、ビタミンB1の20倍の吸収効率を誇ります。

さらに、水溶性ビタミンで、すぐに尿から排出されてしまうビタミンB1に比べて、長くその効果が持続する利点もあります。

ビタミンB1は、糖質を効率よくエネルギーに変える働きがあります。

逆に言うと、吸収効率を高めずに糖質を多くとると、どんどん脂肪として体内に蓄えられてしまい、肥満につながります。

肥満になると、脂肪細胞の働きによって、高血圧のリスクが優位に高まり、血管を傷つけてしまいかねません。

また、ただでさえ強い抗酸化作用などで血管を守る効果があるアリシンには、血小板が固まるのを抑える効果もあります。

その他にも、コレステロール値の上昇を防ぐなどして、血液をサラサラにして血管を守ってくれます。

繰り返しになりますが、アリシンをとるなら、すり潰して細胞を壊すのがポイントです。とりすぎるとお腹を壊すのでその点も要注意です。

キムチ：植物性発酵食品の組み合わせで腸内環境を改善

納豆と同じく、植物性の発酵食品であるキムチ。

この2つを混ぜた「キムチ納豆」は、味の面でも好きな人が多い食べ合わせですが、栄養的にも最高のコンビです。


先ほども触れたように、腸内環境がよくなると、血管を守る効果も期待できます。

納豆とキムチを一緒に食べることで、腸によりよい食事になるのです。

食物繊維は腸に重要ですが、腸内フローラが悪玉菌優位の状態だと、食物繊維も悪玉菌のエサになってしまい、逆効果になる可能性が指摘されています。

なので、腸を喜ばせるには、まず善玉菌を増やすところから始めることが重要になります。


そこでポイントになるのが、生きた善玉菌を直接とるプロバイオティクスです。

キムチ納豆は、キムチの乳酸菌と納豆の納豆菌をそのままとり、なおかつ食物繊維もとれるので、善玉菌のエサとなるプレバイオティクスもバッチリです。

そうして腸が元気になれば、さまざまな健康効果が得られる短鎖脂肪酸などの代謝産物＝ポストバイオティクスを得られます。

短鎖脂肪酸は、肥満を防ぐことで間接的に血管を守る効果もありますが、血管内皮細胞を守るなど、血管を直接守る効果もあると考えられています。

また、普通ならでんぷんは糖に分解されて体内に吸収されますが、納豆の酵素で分解されると、その前に善玉菌のエサになると考えられています。

そのため、豊富なでんぷんを含むとろろをキムチ納豆に加えると、その健康効果がさらに上がるので強くおすすめします。

10 ー 高血圧を避け、血液サラサラに！ 血管が大喜びする7つの神食品

納豆や、その付け合わせ以外の食事も見ていきましょう。

まずは、高血圧や動脈硬化を防ぐ効果のあるものから紹介します。

● カカオポリフェノール：チョコレートの健康効果の秘密

腸や脳にもいいカカオポリフェノールは、カカオ豆に含まれる植物性のポリフェノールです。

この成分には、血管を拡張し、血圧を下げる効果があることが複数の研究で示されています。

また、その抗酸化作用でＬＤＬ（悪玉）コレステロールの酸化を抑え、血管内皮

細胞の機能を改善することで、動脈硬化の予防にも役立つと考えられています。

ただし、カカオポリフェノールの効果を得るには、カカオ含有量の高いダークチョコレート（カカオ70％以上）を選ぶことが大切です。

砂糖や脂肪分が多いミルクチョコレートやホワイトチョコレートは、逆に血管に負担をかける可能性があるので要注意です。

●にんにく：古くから知られる健康食材

古くから健康によいとされてきたにんにく。

何度も取り上げている「アリシン」という成分に、血管を拡張して血流を改善する働きがあり、血圧を下げる効果が期待できます。

また、にんにくには抗酸化作用や抗炎症作用を持つ成分が含まれており、血管内皮細胞の損傷を防ぐことで、動脈硬化の予防にも役立つと考えられています。

生食のほうが健康効果は高いものの、刺激が強いので、胃腸が弱い人は加熱して食べてもＯＫです。

私たちはあまりおすすめしませんが、サプリメントで摂取する場合は、品質や安全性に注意して商品を選んでください。

・レスベラトロール

おなじみのレスベラトロールは、赤ワインやブルーベリー、ぶどうなどに含まれるポリフェノールの一種で、血管にもよい成分です。

赤ワインが健康にいい、と言われる根拠とも言える存在ですが、近年はアルコールのデメリットが明らかになっています。

赤ワインを飲んでも、トータルで健康にはマイナスになると考えられているので、レスベラトロールをとるなら、ベリー類を直接皮ごと食べてください。

ここで、初登場の知識も紹介しましょう。

老化は病気で、治せるものと主張する衝撃の1冊『LIFESPAN 老いなき世界』（デビッド・A・シンクレア／マシュー・D・ラプラント著、梶山あゆみ訳、

東洋経済新報社）で注目を集めた、「サーチュイン遺伝子」という遺伝子がありま
す。

サーチュイン遺伝子は、老化に直結する活性酸素の除去や、傷ついた細胞を修復する働きなどによって、老化を抑制する働きがあると考えられており、ズバリ「長寿遺伝子」とも呼ばれます。

そして、レスベラトロールは、サーチュイン遺伝子を活性化する効果が期待されているのです。『ＬＩＦＥＳＰＡＮ』でもレスベラトロールについて項目が割かれています。

レスベラトロールは、血管内皮細胞の機能を改善し、血管の弾力性を維持する効果が期待されています。

また、活性酸素や炎症を抑えることで、血管へのダメージを軽減し、動脈硬化や高血圧のリスクを低減する可能性もあります。

シンクレア氏らの研究により、レスベラトロールは大いに注目を集め、サプリメントも多く販売されています。

私たちのおすすめはベリー類の皮ごと生食ですが、サプリメントを使う場合、しつこくなりますが、信頼できるメーカーの商品を選び、用法用量もしっかりと守ってください。

・タウリンを含む魚介類

「タウリン（アミノエチルスルホン酸）」には、上がった血圧を下げる効果があります。

また、飽和脂肪酸が血管の健康に悪い理由に、ＬＤＬ（悪玉）コレステロールが高血圧や動脈硬化を促進することが挙げられます。

タウリンはＬＤＬコレステロールを減らし、ＨＤＬ（善玉）コレステロールを増やす効果もあるのです。

イカやタコ、カキ、ホタテ、エビ、カニなどに豊富に含まれています。

・DHA・EPAを含む青魚

各章に登場する、おなじみの青魚は血管にも効果的です。

シラスの項目でＤＨＡの効果について触れましたが、同じオメガ3脂肪酸のＥＰＡも、血圧を下げる効果があり、心筋梗塞などの病気のリスクも低下します。

・カリウムを含む食材

高血圧を回避するには、塩分過多にならない食事をすることが何より大切ですが、とりすぎている場合は、カリウムを摂取することである程度は排出可能です。

塩気の強い食品を好む方は、ほうれん草やバナナ、大豆など、カリウムが豊富で、その他の健康効果も期待できる野菜や果物を意識的に摂取してください。

・カテキンを含むお茶

緑茶や黒茶に含まれるカテキンは、血管に非常によいポリフェノールです。血管の拡張などによって血圧を下げる効果、炎症を抑えて血管のダメージを防いで動脈硬化を防ぐ効果、血管内皮細胞を酸化ストレスから守る抗酸化作用など、多くの健康効果が期待できます。

脳や心臓は言うまでもなく、人体のありとあらゆる箇所に張り巡らされている血管を守ることは、健康の基礎を守るようなものです。

今は、糖質や動物性脂肪が身近になりすぎたことで、乱れた生活を送っていれば、30代でも動脈硬化になり得る時代です。

一方で、実年齢よりも血管年齢が若い人もたくさんいますし、今よりも血管年齢を若返らせることも決して不可能ではありません。

ぜひ、適切な食事と、質のよい睡眠や適度な運動で、しなやかで丈夫な血管を手に入れましょう。

11 血管をボロボロにする最悪の食品たち

動脈硬化や高血圧は、肝臓や腎臓の病気のように、初期は自覚症状がありません。血糖値スパイクで疲労感や眠気を覚えても、それはいつものことだと特に意識しない方も多いです。

そのため、血管の食事術も、沈黙の臓器と同じく「よいもの」をとるよりも「悪いもの」をできるだけ避けて、ダメージを与えないのが基本です。

そこで、血管を守るために、できるだけ避けてほしい、具体的な食品を5つ紹介します。

中身はもはやおなじみと言える、レギュラーメンバーばかりです。

血管に悪い食品ワースト5

1. 飽和脂肪酸の多い肉（特に加工肉）
2. カップラーメン・インスタントラーメン
3. 漬物
4. アルコール
5. 加糖飲料

高塩分だけでなく、実は脂と糖も血圧を上げてしまいます。

脂質については、動物性脂肪の飽和脂肪酸が要注意です。

特に避けていただきたいのが、ソーセージやウインナーなどの加工肉や、肉を使った加工食品です。

これらは、脂質だけでなく塩分も多いので、ダブルパンチで血圧を上げてしまいます。

同様の観点で、品質が高くないだろう油を「揚げ」に使っている即席ラーメンは、健康面では正直最悪です。微妙な脂質に高温調理、糖質も多いと考えられます。おまけに塩分も多いので、どうしても食べるなら、せめてスープは飲まないようにしてください。

悩ましいのは漬物です。発酵食品は腸内環境に好影響を与える可能性が高いものの、塩分は非常に多い。

少なくとも、高血圧の方は食べすぎないようにしましょう。

ちなみに、味噌汁はあらゆる健康書で褒められる青魚のような存在ですが、塩分量だけは玉に瑕《きず》です。

高血圧の方は、これまた飲みすぎに気をつけるか、塩分を排出するカリウムが豊富な具材（サトイモ、ほうれん草など）を選んでください。

また、当然ながら、ワースト5以外でも、高塩分の食品はどれも高血圧の大敵です。

たとえば、よい脂のとれる魚が原料でも、加工品は塩分が多くなりがちなので気をつけてください。

アルコールも血管にはよくありません。

血管が広がることで最初は血圧が下がりますが、それは一時的な話です。その後収縮すると血管が傷つきます。

また、食品ではありませんが、タバコも血圧を上げるのでよくありません。

そして、健康のラスボスというべき砂糖。

血糖値が上がると、血液の浸透圧が高くなり、水分が細胞外に出てしまうなどして、血液循環量が増えることで血圧も高くなります。

糖尿病や糖尿病性腎症になると、これまた高血圧につながります。

なので、基本的に糖質のとりすぎはよくありませんが、特に血糖値スパイクに直結する加糖飲料は飲まないようにしましょう。

COLUMN

歯周病菌は血管に乗って全身を駆け巡る

ある意味では当たり前の話なので、ここまで触れてきませんでしたが、食事術で健康になるには、歯の健康が必須です。

先ほど書いたように、歯の健康を害するのが糖であることは間違いありません。ただし、糖質の摂取量をどれだけ減らしても、それだけでは歯を守れません。そこで本項では、歯の健康に欠かせない、最新の知見をお伝えします。

まず、具体的な方法論に入る前に、虫歯の仕組みを説明します。

口内で糖が残っていると、歯の表面のエナメル質を溶かす酸が作られます。

エナメル質の溶解が進み、穴が開くと「虫歯」になります。

虫歯の専門的な分類は5段階ありますが、意識するべきポイントは2つだけです。

- **虫歯はどの段階であっても、即座に歯医者で治療する**
- **それ以前の「初期虫歯」はデンタルケアで治療できる**

虫歯で開いた穴は、再石灰化でふさぐことはできない

糖質をまったくとらないのは不可能です。

つまり程度の差はあっても、酸は日常的にエナメル質を溶かしているのに、それでも虫歯にならない人がいる。

それは、唾液に含まれる「リン酸イオン」と「カルシウムイオン」が、失われたエナメル質を元に戻す「再石灰化」という働きがあるからです。

ところが、虫歯で開いた穴は、再石灰化でふさぐことはできません。虫歯になってしまった歯は、速やかに専門家の治療を受けるよりほかありません。放っておけば、どれだけ歯磨きをしっかりしても、悪くなる一方です。

その上で、まだ虫歯になっていない歯は、とにかく再石灰化によって、初期虫歯を進行させないようにしましょう。

そのために重要なのは、大切な唾液の分泌です。

唾液を出すには、食事の際に、よく噛むことです。

咀嚼そのものに肥満の予防効果がありますし、唾液には、歯を守る以外にも、口内の洗浄効果やがんの予防効果もあります。

そうして、食べるときや、それ以外でも唾液をできるだけ出せるようにする。

これを大前提として、もう一つのポイントが適切なデンタルケアをすることです。

まず、当然ながら歯磨きをしっかりする。

気をつけたいのが、しっかりやる＝力を入れるではない点です。力を入れすぎると、歯茎が痩せ、ブラッシングでエナメル質が損なわれてしまいます。

力を入れすぎず、歯と、歯と歯肉の間にまんべんなくブラシを当てて磨きましょう。

不安がある方は、歯医者で正しいブラッシングのアドバイスを受けてください。

さらに、歯間ブラシやデンタルフロス（糸）も使いましょう。

虫歯を生む酸は、歯垢の中にいる菌が出しています。

歯ブラシでは絶対に届かない歯間には、歯医者でフロスを受けて、口をゆすいだ後、その水の汚れ具合が怖くなるくらい歯垢が残っています。

つまり、歯ブラシだけでは、歯間の歯垢はやりたい放題。あっという間に初期虫歯を飛び越え、虫歯を作ってしまいます。

歯と歯の間の歯垢をしっかり落とさなければ、歯の健康は守れません。

おまけに、歯の側面に虫歯ができると、治療が難しく、そのために貴重な歯を削る必要が生じるなど、歯の表面の虫歯よりもデメリットが大きくなります。

歯間のケアは、絶対に意識するようにしてください。

フッ素が打倒虫歯のパートナー

さらに、歯磨き粉選びも大切です。

最も重要な要素は、「フッ素（フッ化物）」の有無です。

フッ素は、エナメル質を強くして、再石灰化を促進する働きのある、打倒初期虫歯の最強のパートナーです。


その使用量も大切です。

2023年1月に、日本における「フッ化物配合歯磨剤（フッ素入り歯磨き粉）」の推奨利用方法が、国際基準にアップデートされました。

具体的な情報は、「歯磨き粉　フッ素　新基準」などとネット検索すれば、わかりやすい画像が見つかるので参照してほしいのですが、簡単にいうと、6歳以上は1500ppmFの歯磨き粉を、2センチ使うことが推奨されています。「1500ppmF」は、1gの中にフッ素が1・5㎎入っていることを意味します。

歯は大きく損なわれると、治療費が何十万、何百万円とかかることも珍しくありません。

歯を守る投資として、歯磨き粉は惜しまず、たっぷりとつけましょう。

また、そんな大切なフッ素が流れてしまうので、近年のスタンダードは、「歯磨き後のうがいは軽く1回くらい」となっています。

落とした歯垢や菌が気になる方は、一度歯を磨いて、しっかりとうがいをした後に、もう一度磨くか、歯磨き後、フッ素入りのマウスウォッシュを使うとよいでしょう。

特にマウスウォッシュは、歯と歯の間にフッ素を届けられるのでおすすめです。

加えて、歯磨き粉を洗い流さずに寝ると、その成分を飲み込むことになりますが、歯磨き粉に含まれる保湿剤や香味料には発がん性を指摘されているものがあります。量としてはごく少量ながら、理想はフッ素入りで、それらの物質が含まれない歯磨き粉やマウスウォッシュを使うことです。

歯周病菌が血管の炎症を引き起こす

さて、さまざまな知識を書いてきましたし、デンタルケアは重要ですが、それ以上の最重要ポイントが「定期的に歯医者に通う」です。

歯医者さんや歯科衛生士さんは、ひと目で初期虫歯を見抜きますが、正直素人目にはよくわかりません。また、歯間の初期虫歯などは気づきようがありません。

すでに虫歯になっているのに、たまたま痛みがなく気づかないこともよくあります。

とにかく、その他の検診と同様に、「歯が痛くなったから」歯医者に行くのではなく、定期的に通って、歯のチェックとクリーニングをしてもらいましょう。

毎日歯間ブラシやデンタルフロスを使っていても、プロの手にかかると、それでも歯垢が落ちるものです。

また、歯磨き粉等に含まれるものとは濃度がまるで違う、歯科医しか使用できない高濃度のフッ素塗布もしてもらうことができます。

チェックとクリーニングだけでも、毎回保険適用後、数千円はかかると思います。

しかし、しつこくなりますが、歯の大きな治療にかかるお金は桁が違うので、必要な投資と思っていただきたいです。

予防医療の重要性を訴える『むだ死にしない技術』（堀江貴文／予防医療普及協会著、マガジンハウス）でも、歯について紙幅が割かれており、堀江氏は少なくとも年に2回は行くべきだと説いています。

歯の健康を真に守るには、プロの力が必要不可欠です。

さらに、歯の健康は、本章のテーマである血管にもダイレクトに影響しています。

歯垢や歯石に含まれる細菌は、歯肉に炎症を引き起こします。

さらに、進行すると最終的には、歯を支える骨が溶けてしまいます。

これが、有名な「歯周病」のメカニズムです。

さらに、歯周病は初期の自覚症状がほとんどなく、気がつけば歯が抜けてしまうことも珍しくありません。

そのような意味でも、定期的に歯医者に通うことは大切です。

そして、この歯周病は、著しく悪化すると全身に影響を及ぼします。

なぜかというと、歯周病菌が血管の中に入り込み、血管に炎症を引き起こすからです。

それだけでも大変で、動脈硬化につながりますが、全身に張り巡らされる血管にダメージを与えるので、脳梗塞や心筋梗塞や糖尿病、肺炎など、ありとあらゆる臓器の病気のリスクを上げてしまうのです。

歯周病患者は、そうでない人の2・8倍脳梗塞になりやすいとする研究もあります。


ちなみに、歯周病から歯を守るには、舌のケアも大切です。

マウスウォッシュや、舌ブラシを使って掃除できるとよいでしょう。


血管を守り、健康に長生きするためにも、歯や口内の健康は必要不可欠です。

ぜひとも、日々のデンタルケアと、年数回の歯医者通いを習慣化してください。

第5章

細胞の若返りスイッチオン！老化を予防する究極の食事術

細胞を若返らせる究極の食事術（概要）

1
ファスティング（断食）を
まずは12時間から

2
オートファジー

3
mTORを抑制

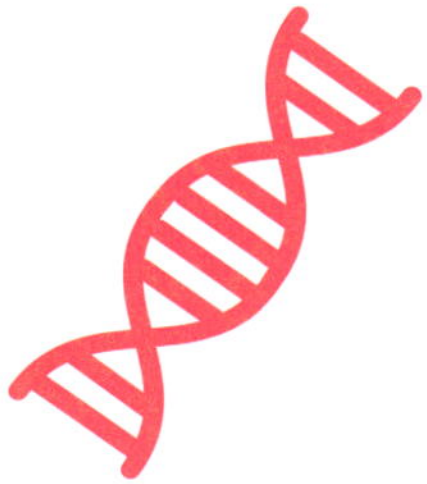

細胞を正常に保つ
老化を防ぐ
やせる効果
あらゆる病気のリスクを下げる
全ての臓器を健康に
健康長寿をかなえる

01 ファスティングこそ究極の食事術

さあ、いよいよ最後の章となりました。

この章でご紹介するのは、「究極の食べ方」です。

腸や脳、肝臓、腎臓、血管などについて、さまざまな食事術をお伝えしてきました。

食べたほうがいいもの、食べないほうがいいもの、たくさん取り上げてきましたが、ここでご紹介する食べ方こそ最も重要であると考えています。

ここまでにも、いくつか食べ方に焦点を当ててきました。

食物繊維を先に食べる。プロバイオティクスは食中にとる。
そうしなければ、せっかく健康によいものを食べていても、効果がなくなってしまうこともあるように、実は超重要な食べ方。

その中でも、世界中の研究者たちが「人間を最も健康にする」と太鼓判を押す、究極の食べ方が「ファスティング（断食）」です。

「間欠的断食」や「インターミッテント・ファスティング」とも言いますが、とにかくやることはシンプルです。

1日3食食べるのではなく、1日のうち一定の時間、食事をせずに過ごす。

「1週間水だけで過ごす」といった断食ではなく、1日の間にできる程度の断食だから〝間欠的〟断食というわけです。

ファスティングのやり方は色々とありますが、私たちは、

- **1日のうち23時間食べない（食事時間を1時間とカウントして）**
- **「1日1食」で「白い炭水化物」は食べない**

というやり方を2019年頃から実践しています。

世界的にファスティングが注目を集めるようになった、大きなきっかけの一つが、2016年のノーベル生理学・医学賞です。日本の大隅良典博士が、「オートファジー（細胞の自食作用）の仕組みの解明」によって同賞を受賞しました。

オートファジーとは、細胞内の不要なたんぱく質や損傷したオルガネラ（細胞内にある小器官）を分解・リサイクルする体内の仕組みのことです。

アミノ酸が連結してできた、たんぱく質のような分子レベルの物質を分解する機能は他にもありますが、分子がたくさん集まったオルガネラのような集合体を分解できる機能は、オートファジーしかありません。

ファスティングは細胞レベルで人体をよみがえらせる

大隅博士は、飢餓状態がオートファジーを活性化することを明らかにしました。つまり、ファスティング＝断食をすると、細胞が飢餓状態を感知し、オートファジーが活性化されるのです。

この過程は、細胞の健康維持に重要な役割を果たしています。

「16時間断食ダイエット」を知っている読者もいるかと思いますが、これもオートファジーの理論が下敷きになっています。

しかし、結果として健康的に痩せることはあっても、オートファジーの真価はそんなものではありません。

正直、ダイエットなんてどうでもいいくらい、オートファジーは人類の歴史を変えるレベルの健康法・食事術なのです。

断食でオートファジーが活性化すると、以下のような効果が期待できます。

- **細胞内の老廃物や異常なたんぱく質の除去**
- **細胞の機能を正常に保つ**
- **肌のシミ、シワ、たるみを改善**
- **脂肪燃焼を促進**
- **免疫細胞の機能を維持、向上させる**
- **カロリー制限による代謝の改善、慢性炎症の抑制**
- **腸内環境の悪化、脂肪肝、動脈硬化、がん、認知症、心筋梗塞などのリスクを減らす**

オートファジーについて網羅的に学べる書籍である『ＳＷＩＴＣＨ　オートファジーで手に入れる究極の健康長寿』（ジェームズ・Ｗ・クレメント／クリスティン・ロバーグ著、児島修訳、日経ＢＰ）にも、

オートファジーには、免疫系を強化し、がんや心臓病、慢性炎症、変形性関節症、うつ病や認知症などの神経変性疾患の発症リスクを大幅に低下させる効果がある。

『ＳＷＩＴＣＨ』より引用

という記述があります。

これらの効果によって、健康寿命を延ばし、老化を遅らせると期待されている。これこそが、オートファジーの真価なのです。

断食の秘める可能性は、世界中の研究者の関心を集め、盛んに研究が行われています。その好影響・悪影響について、さまざまな角度から検証が進められており、

最先端の研究分野の一つとして確立されつつあります。

とはいえ、そのすごさの割に、16時間断食ダイエットは知っているものの、オートファジーは知らない——という方は少なくありません。

実際、これまで普通に1日3食生活で、「ファスティングやオートファジーを知らなかった」という方も多いはずです。

そんな方からすると、いくらノーベル賞のお墨付きがあっても、1日1食という食べ方は、極端かつ奇妙な習慣に見えるかもしれません。

それでも、近年注目を集める食事術の中でも、人類を最も幸福にするのはファスティングだと考えています。

4章でも触れた、ハーバード大学医学大学院の遺伝学教授であり、長寿研究の第一人者でもあるデビッド・A・シンクレア博士の『LIFESPAN』の惹句は、とてつもなく刺激的です。

〝人類は、老いない身体を手に入れる〟

〝老化は治療できる病である〟

老化は「当然かつ自然な現象」ではなく、「治療できる」という未来が示唆されています。

そして驚くべきことに、同書はオートファジーが主題の本ではないものの、その理論の中核を占めるサーチュイン遺伝子（長寿遺伝子）を働かせるのも、ファスティングなのです。

オートファジー本の『ＳＷＩＴＣＨ』にも、「オートファジーが長く健康的に生きるための究極の解毒装置であるのなら、その力を活用しない手はない」という力強すぎる記述があります。

しつこいようですが、オートファジーを働かせるのもファスティングです。

正直、世界の最先端の研究者たちは、オートファジーにせよ、サーチュイン遺伝子にせよ、ファスティングが健康全般に役立つことを確信しています。

そして、全員がシンクレア氏のように「老化は治せる」とまで考えているかどうかはともかく、「老化は遅らせられる」と考えているのは間違いありません。

ですから、みなさんにもぜひ、ファスティングに取り組んでほしいです。

そして、この章だけでなく、後でご紹介する名著も併せてお読みいただき、この最高の食事術で、人生を変えてもらいたいと心から願っています。

02 — 健康長寿をもたらすファスティング基本のやり方

それでは、具体的なファスティングのやり方を見ていきましょう。

最初に断っておきたいのが、私たちは決して「1日1食」をしてほしいわけではありません。

あくまでも、「オートファジー」などの健康効果を得られるファスティング」をしていただきたいのです。

私たちは、健康書や論文を読み漁り、さまざまな健康法を実践し、自分たちに一番合った食べ方だと確信するに至った結果として、1日1食を実践しています。

正直、1日1食が最高だとは思うものの、全読者にすすめるつもりはありません。

食事に限らず、ありとあらゆる健康法は、常に自分の体調と相談して、じっくりと効果を検証しながら実践することが大切です。

最終的に、1日1食生活があなたにピッタリだったとしても、少しずつ断食の時間を延ばしたり、食事の量・回数を減らしたりしながら進めてください。

結果がうまく検証できない場合など、不安があるようなら、すぐにかかりつけの医師に相談してください。

さて、前置きが長くなりましたが、具体的なファスティングのやり方を解説していきましょう。

やることは、非常にシンプルかつ簡単。

決めた時間には食事をしない。

これだけです。

ここで問題になるのは、「何時間食べないか」です。

マウスを使った実験結果からは、12〜24時間の断食でオートファジーは活性化するとされており、研究者の間では、16時間断食でオートファジーが働くようになる、という考えが一般的になっています。

先に挙げた『ＬＩＦＥＳＰＡＮ』や『ＳＷＩＴＣＨ』、その他のファスティング本である『トロント最高の医師が教える 世界最強のファスティング』（ジェイソン・ファン／イヴ・メイヤー／メーガン・ラモス著、多賀谷正子訳、ＣＣＣメディアハウス）や『「空腹」こそ最強のクスリ』（青木厚著、アスコム）でも、16時間が定説です。

特に『ＳＷＩＴＣＨ』には、「最新の研究によると、最大の効果が得られるスイートスポットは断食開始から16時間前後と考えられている」と書かれています。

そのため、以降は16時間をファスティングの基本線とします。

16時間断食のやり方

夕食を
19時～20時
の間にとる

↓

就寝

↓

朝食は
とらない

↓

12時に
昼食をとる
（前日夕食の16時間後）

16時間というのは長く感じられるかもしれませんが、前ページの図のように睡眠も挟めます。

これを見れば、どうにかできるかも、と感じる方もいるのではないでしょうか？

途中、水分は好きなときにとりましょう。

糖質をとると、炭水化物を食べるのと変わらないので、加糖飲料は避けましょう。

水やお茶、炭酸水など、糖分のない飲料を飲んでください。

ちなみに、「16時間もハードルが高い」と思う方もおられるかもしれません。

そんな方は、まず12時間断食から始めてみてください。


まず、19時以降は何も食べない、と決め、夜食の誘惑は全て振り切る。

そのまま就寝し、7時まで寝て、朝食を食べれば12時間断食の達成です。


ここで、断食時間と並ぶ重要なポイントが睡眠の質です。

ぐっすりと眠れば、断食の時間を稼げます。

さらに、質のよい睡眠はオートファジーを活性化すると考えられているのです。

そこで意識してほしいのが、水分のとり方です。

コーヒーや緑茶など、カフェインが含まれているものは睡眠の質を下げてしまいます。カフェイン入り飲料は、最低でも睡眠の6時間前までにしておきましょう。

ちなみに、カフェインがどれくらい残るかは個人差も大きく、私たちは完全無欠コーヒーを飲むのは就寝10時間前くらいまでにしています。

よく眠れない方は、カフェインを最後に飲む時間を繰り上げてみましょう。

アルコールも、さまざまな健康への悪影響がある上に、「お酒で眠れている」と感じる方もいるかもしれませんが、実際は睡眠の質を著しく下げます。

できれば飲まないのが理想ですが、どうしても飲むなら、寝る前ではなく食事の間に、できるだけ少ない量で済ませていただければと思います。

このように睡眠の質を高める工夫をして、まずは12時間断食をする。

それに慣れたら朝食を抜いてください。そうすれば16時間断食の達成です。

そして16時間断食に慣れたら、1日1食も試してみてください。


基本的に、相当に激しい肉体労働をしている方を除けば、慣れれば1日1食でまったく問題ありません。

私たち二人は、ジョギングをしたり、サウナに入ったりすることもありますが、日中にお腹が減ることはありません。


その理由は、「食べないから」です。

食事で血糖値スパイクが起こると、一度上がった血糖値が下がります。

この低血糖状態が空腹感を招きます。

さらに、間欠的断食には血糖値を上げるホルモン「グルカゴン」を活性化させる効果があります。


なので、一見冗談のような話ですが、食べないから空腹にならない、というのは科学的な根拠のある話なんですね。

とはいえ、1日3食だった人がファスティングを始めると、どうしてもお腹が空いてしまうものです。

とにかく、無理は絶対にしないようにしてください。

低血糖状態が長く続くのは、高血糖や血糖値スパイク以上に危険なことになりかねないので、「食べないとマズい」と感じたら、素直に食べてください。

ただ、普通の食事をするのではなく、ナッツやチーズ、ヨーグルト、生野菜などを少量食べる程度にしてください。

よく噛んで食べれば、その程度で十分空腹を紛らわせることができます。

しつこくなりますが、ファスティングはとにかく無理をしない。

少しずつ試して、自分にピッタリの断食スタイルを見つけてください。

03 ― ファスティングはどのくらいの頻度で行うべきか

この問いは、かなりの難問です。

何時間断食すれば、老化を遅らせ、健康長寿を実現できるくらいに、オートファジーを活性化させられるのか。

先ほども書いたように、12〜24時間くらいの幅と考えられ、16時間が有力とされていますが、まだまだ研究は道半ば。厳密な定義は難しいのが現状です。

その上、年齢や体格などによる個人差もあり、体調によっても変わるものと考えられています。

そのため、16時間断食、1日1食の23時間断食、36時間断食や48時間断食がいい、とするファスティングの方法論もあります。

この観点からも、**12時間断食から始めて、体調的にしっくりくるファスティングの間隔を見つけるやり方**はおすすめです。

さらに、「週に何回やるか」もあります。

私たちは毎日1日1食ですが、週に1回でもいい、週に2~3回、休日だけ、毎日やるほうがいい、など、書籍によって記述はさまざまです。

ただ、ここで意識したいのは、『SWITCH』という書名があるように、オートファジーの仕組みは、切り替えスイッチ式と考えられている点です。

これは、ファスティングでスイッチを入れないと、オートファジーの恩恵を受けられない——ということです。

そのため、断食の習慣がない人は、オートファジーのスイッチがずっと切れたままになっているかもしれません。

ですから、たとえ年に数回であっても、オートファジーのスイッチを入れることは非常に重要だと考えます。

自分流のファスティングを見つける参考として、私たちが1日1食にたどり着いた経緯も簡単に紹介します。

YouTuberになる以前、大学の医学部に通っていた私たちは、授業で「摂取カロリーを30%カットしたアカゲザルのほうが長生きした」という実験を知り、少食に興味を持つようになりました。

そこで、まずは「朝は食べず、昼食と夕食をとる」という1日2食を試してみたのです。

実際にやってみると、疲れてしまい、仕事や勉強に集中できない日もありました。それでも、色々なパターンを試してみたところ、その原因は朝食を抜いたせいではないとわかりました。ただ、昼食後の眠気はよくあり、さらに実践・検証を繰り返した結果、眠気は昼食のせいだと感じ、1日1食生活を送るようになります。

結果、疲れにくくなり、パフォーマンスも明らかに上がりました。

大前提として、現代人は総じて食べすぎです。

また、加工食品や加糖飲料をよくとっている可能性も高いです。

そうなると、質の悪い脂質や、糖質・塩分のとりすぎになるので、それらが老化を促進してしまいます。

他にも、ここまで読んできた方には、三大悪玉（脂・糖・塩）のとりすぎによる悪影響をよくご存知でしょう。

- **腸内環境が悪化して免疫機能が低下する**
- **内臓が疲れて働きが悪くなり、体内に老廃物が溜まる**
- **過剰な栄養素が蓄えられ、肥満につながる**
- **活性酸素が増え、細胞が錆びつく**
- **高血糖や高血圧につながる**

- **慢性炎症を引き起こす**
- **糖尿病、心疾患、脳血管疾患、がん、認知症などのリスク増**

百害あって一利なしの食べすぎを避けられる。

さらに、万病に効くオートファジーを稼働させられる。

ファスティングに取り組むことは、明らかに理に適っています。


また、ダイエット目的でファスティングをするのは、その真価を思えばもったいないと思いますが、ダイエット効果があるのもたしかな事実です。

12時間から24時間の断食をすると、血糖値が下がり、肝臓のグリコーゲンを使い果たすことで、脂肪からエネルギーをつくるようになります（この仕組みについては後述します）。

すると、血液中の糖質が20％ほど減り、脂肪も減るので、ダイエット効果も発揮されます。

ファスティングには、腸内環境の改善、肌質がよくなる、がんや生活習慣病、認知症の予防効果など、広範囲にわたる健康効果があると考えられています。

とはいえ、考えすぎはよくありません。

細かなルールを決め、「週に◯回必ずやる」「断食しなければ」と気合を入れて考えるのも、それだけでストレスになります。

ゆるやかに、できる範囲から、じっくりと取り組んでいきましょう。

それだけでも、明らかな効果が実感できるはずです。

ぜひ、週に1回の12時間断食からで十分なので、ファスティングに取り組んでいただきたいと心から願っています。

04 ― 世界が注目するmTORとオートファジーの関係性

2016年にノーベル生理学・医学賞を受賞した大隅良典博士は、酵母を用いた一連の実験で、オートファジーに関与する複数の遺伝子を特定し、その分子レベルでの仕組みを突き止めました。

ギリシャ語で「自食（自分自身を食べる）」を意味するオートファジーは、細胞内で有害な悪影響を及ぼす、細胞小器官や粒子、細胞内細菌を取り除き、再利用する仕組みです。

簡単にまとめると、リサイクルシステムのようなもの。

細胞内の古くなったたんぱく質やミトコンドリアなどを分解し、新しい材料として再利用します。

細胞が自分自身の成分を分解するので、「自食」なんですね。

では、どうしてそんなことをするのでしょうか？

一見、突飛なように思えますが、そこには細胞のしたたかで合理的な生存戦略が隠されており、生命のデザインのすごみを感じずにはいられません。

人間の細胞は、核と細胞質からなり、細胞質の中には、「ミトコンドリア」「ゴルジ装置」「リボソーム」「リソソーム」などの細胞小器官があります。

この中で、特に大切なのがミトコンドリアです。

ミトコンドリアはさまざまな健康書で注目される細胞小器官で、細胞を動かすためのエネルギー工場のようなものです。

このミトコンドリアは、人体にある約37兆個の細胞一つひとつに1000〜2000個ほどあると言われています。

そんな驚くべき数のミトコンドリアですが、日々懸命に稼働する中で損傷するものも出てきます。

壊れたミトコンドリアは、当然ながら正常に機能せず、エネルギー生産効率が下がったり、有害な活性酸素を多く発生させたりします。

さらに、古くなったたんぱく質が周囲に蓄積されてしまいます。

これが「老化」の始まりです。

ミトコンドリアはとにかく重要で、私たちは毎朝、仕事前に冷水シャワーを浴びたり、ジョギングをしたりしていますが、これも、ミトコンドリアを増やしたり、その機能を高める効果があると考えられているからです。

近年は、医学の専門家が書くビジネス書や実用書でも、ミトコンドリアを増やしたり、刺激したりする方法論が取り上げられています。

私たちも、このような習慣によって、明らかに仕事などのパフォーマンスが上がっているのを実感しています。

それだけでも、ミトコンドリアがとてつもなく重要な器官だとわかりますが、今述べたように、老化の鍵を握る存在と考えられるようになり、ますます注目を集めています。

基本的には、ミトコンドリアは歳を重ねるごとに数が減っていきます。

「老化」＝「元気がなくなる」というイメージがある方は多いでしょう。

大したことをしていないのに疲れる、とか、いくら寝ても疲れが抜けないなあ、といった現象も、ミトコンドリアが減って、エネルギー工場としての機能が低下しているから、なんですね。

さらに、そうやって疲れやすくなる上に、細胞の機能全体を低下させ、体の内側から衰えていきます。

加齢に伴って増える疾患の多くも、機能不全のミトコンドリアが原因ではないか——と考えられるようになっているのです。

このような理由から、**ミトコンドリアを増やし、壊れたミトコンドリアは新しくして、数と質を高く保つことが、老化防止につながる**と考えられています。

そして、そのために必要不可欠なのが、古くなった細胞小器官をリサイクルするオートファジーです。

このような理屈を踏まえると、本章冒頭で述べた、オートファジーのあまりにも膨大かつ重大な健康効果も、理解できるのではないでしょうか。

mTORとオートファジーの関係性と「成長／老化」

オートファジーの重要性を理解するうえで、もう一つの重要な存在があります。

それが、**「mTOR（エムトア）」**というたんぱく質です。

mTORは、栄養状態や成長因子などのシグナルを受けて、細胞の成長やたんぱく質合成をコントロールする司令塔のような役割を果たしています。

細胞が栄養豊富で成長に適した環境では、mTORが活性化し、細胞は積極的に栄養を取り込み、成長・増殖します。

ここで注目してほしいのが、栄養豊富な状態というのは、ファスティングで得られる飢餓状態と正反対であること。

先ほど、オートファジーは「切り替えスイッチ」のようなものと書きましたが、オートファジーとmTORは、背中合わせの関係性です。

栄養豊富な状態になるとmTORが活性化しオートファジーが抑制される。

飢餓状態でオートファジーが活性化するとmTORが抑制される。

『ＳＷＩＴＣＨ』では、ｍＴＯＲのスイッチが入った状態を「成長」、オートファジーのスイッチが入った状態を「修復」モードとしています。

わかりやすいので、この本でも以降は「成長モード」「修復モード」という書き方で説明していきます。

さて、ここで質問です。

「成長」とは、何でしょうか？

よく、身体的な成長は、20代前半くらいで終わる、と言いますよね。

これは、「ｍＴＯＲのスイッチを入れる必要がある状態」を指します。

実際、その成長が一通り終わるまでは、ファスティングは不要です。

20代以下の方や、妊娠中や授乳中の方にとっての「成長」とは、細胞を増やして、大きくなっていく、言葉通りのよい意味といえます。

少なくとも、若い方は1日3食しっかり食べるべきです。


ですが、一通り体ができあがった、たとえば25歳以上の人。

そんな人にとっては、「成長」の意味も違ってくるのではないでしょうか。

この世は全て〝過ぎたるは猶及ばざるが如し〟。薬も過ぎれば毒になります。

すでに体ができあがっている状態で栄養をたくさんとるのは、綺麗に花を咲かせた植物に、水や肥料をやりすぎるようなもの。


はっきり言ってしまいましょう。

細胞が老化し、がんになるリスクが高まり始めるような、中年期以上の方にとって、**成長とはすなわち老化**です。

食べすぎによる悪影響は、繰り返し説明したとおりです。

成長期を終えた人は、老化を意味する「成長モード」のスイッチを入れるべきではないのです。

ここまでを簡単にまとめましょう。

ファスティングは、体内を「修復モード」にする、オートファジーのためだけの健康法ではありません。

1日1食などの日常的なファスティングは、

- **細胞を若返らせる「修復」のスイッチを入れる**
- **老化を促進する「成長」のスイッチを入れない**

という2つの利点を両取りする最強の生活習慣なのです。

30代以降の大人にとっては、体内の栄養が豊富な状態は、mTORを活性化させる「成長モード」のスイッチを入れっぱなしにすることで、どんどん老化を進めてしまうだけ。

ファスティング＝オートファジーとだけ受け取るのは、不完全な解釈です。

ちなみに、オートファジーは切り替えスイッチと言いましたが、常にある程度は働いています。

また、睡眠時間を合わせると、1日3食でも12時間は断食が続き、オートファジーのスイッチを知らずに入れていることは誰しもあるはずです。


ただ、ミトコンドリアが衰えていくように、オートファジーの基本的な機能も加齢とともに低下していきます。

ですから、特に中年期以降の方にとっては、意識的にmTOR・成長モードを抑制し、オートファジー・修復モードを活性化させるファスティングの重要性が増していくのです。

とはいえ、ここで要注意なのが、「それなら、高齢者ほど1日1食がいい」といった話とも限らない点です。

人間が一度に吸収できるたんぱく質の量は、日頃の運動習慣や体調によっても変わりますが、大体約20~30gと言われています。

この量は、年齢とともに減っていくと考えられています。

たんぱく質は非常に重要な栄養素なので、食事の回数はたんぱく質の量をベースに考えるべきです。

私たちも、今のところ老化を抑えられているのか、1日1食を変える必要性を感じずに来ていますが、疲労感などを覚えるようになったら1日2食を試す予定です。

ここまで読むと、1日3食が当たり前だった方も、ファスティングに興味を抱かれるのではないでしょうか?

みなさんもぜひ、最先端の医学のすごさを、ご自身の体で実感されてください。

05 人体の神秘？ 脂肪をエネルギーに変えるケトーシスのメカニズム

ここで、ファスティングやオートファジーとセットで、もう一つ説明しておきたい知識があります。

それが、「ケトーシス」です。

３６６ページで「12時間から24時間の断食をすると、血糖値が下がり、肝臓のグリコーゲンを使い果たすことで、脂肪からエネルギーをつくるようになります」と書きました。

この、脂肪からエネルギーをつくる状態を、ケトーシスと言います。

ここまで読んで、「エネルギーは糖質なのでは？」と思われた方もいるかもしれません。

実際、ぶどう糖は脳と体を動かすエネルギー源です。

ところが、日々本を読み、動画を制作している私たちは、1日わずか100gの糖質で、頭脳労働をバリバリこなしています。

なぜ、そんな働き方が成立するのかというと、私たち二人がケトーシスであるからです。

実は、人間のエネルギー源はぶどう糖だけではありません。その他に「ケトン体」という選択肢があるのです。

健康に悪影響が出ない糖質摂取量で、なおかつ脳のパフォーマンスを最大化させ、仕事や勉強をバリバリできる秘訣が、このケトン体にあります。

進化心理学から見た、1万年前の人類

ここで、少し脇道に逸れて「進化心理学」について説明します。

進化心理学は、人類の脳は約1万年前から進化していない、という考え方をベースにした心理学です。

種々の研究から、この考え方は正しいものと考えられます。

たとえば、人間は他者とコミュニケーションをとったり、自然の中で過ごしたりすると幸福感を覚えます。

運動も幸福感を高めてくれますが、街中でウォーキングやジョギングをするよりも、緑のある公園や、山の中でやるほうがより幸福感が高まります。

このような研究結果が出るのは、人間の脳や体のつくりが、今も野生的な生活を送っていた時代に最適化されたままでいるからです。

私たちの脳は、生き残りにプラスになる行動をすると、報酬としてセロトニンやドーパミンのような幸せホルモンを分泌するように進化していきました。

コンクリートの家などない時代、野山を駆け回る体力や、ムラ社会で仲間と生きる集団生活は、獣や敵対するヒトから身を守るために必須のものでした。

だから、他者とのコミュニケーションや、自然の中での運動を、脳は気持ちよく感じるんですね。


そして、同様の現象は食事でも起こります。

人類が農耕によって、比較的安全かつ効率的に糖質を摂取できるようになったのも、約1万年前の話です。

それ以前の縄文人は、トチノミやドングリなどの木の実から、わずかな糖質をとっていたと考えられています。


では、1万年前の人類は、わずかな糖質でどうやって活動していたのか。

これは、頭脳労働が少なかった時代なので、ぶどう糖が少なくても平気だった——という話ではありません。

ケトン体が、ヒトの脳や体のエネルギーになっていたのです。

かつてのヒトは、滅多に糖質をとれませんでした。

なので、余分な糖質を脂肪として溜め込むように進化した。

「体に悪いものほど美味しい」というのも、同じ話ではないかと推測します。

貴重な糖質や塩気、肉を摂取すると生存率が上がる。

だから、それをまた食べたい、とモチベーションを高めるために、脳が喜ぶシステムがつくられていったのではないでしょうか。

人類は、糖質不足の時代に脂肪をエネルギー源にしていた

しかしながら、当時は現代人には想像もつかない大変な時代です。

それでも糖質が不足するのは日常茶飯事だったはずです。

かつてのヒトは、そんなときに脂肪を燃やし、エネルギー源にしていました。

糖分不足になると、肝臓に貯蔵されているグリコーゲンが消費されます。グリコーゲンが枯渇すると、中性脂肪が分解されて、その中間代謝物としてケトン体が作られ、脳や体のエネルギーに利用されていたのです。

つまり人間は、ぶどう糖とケトン体のハイブリッドエンジンなんですね。

とはいえ、ぶどう糖エンジンばかりが稼働するようになったのは、本当にここ数十年〜数百年の話だと推測します。

それより前は、糖質は王侯貴族や資産家など、限られた人しか十分にとれず、人類はケトン体エンジンを中心に脳と体を動かしてきたのではないでしょうか。

だから、人間の代謝のシステムも、ケトン体エンジン中心のやり方に適応したものになっています。

未だに、ぶどう糖エンジン中心に適応した進化はできていません。

おまけに、脳のシステムも昔のままだから、糖質過多になるとさまざまな不具合が出るのに「美味しい」「食べたい」と思ってしまう。
生活習慣病などが「文明病」と言われるのも、このような理由からです。

つまりケトーシスは、健康に生きるための秘訣なのです。
ケトン体エンジンで駆動できる食生活をすれば、無理なく健康な生活を送れます。
脂肪が燃焼して、糖質も減らせます。
そして、脳や体の昔からの仕組みにマッチするので、脳も元気になります。
その結果、元気になるだけでなく、仕事のパフォーマンスも上がるのです。

ここで気をつけたいのが、「単なる糖質制限」をしないこと。
実は脂肪を燃やせる「ケトン体ダイエット」というダイエット法もあるのですが、すでに説明したように、糖質制限は基本的に体に悪いです。

正しくケトーシスな状態になればダイエットになりますし、そのためには糖質制限も必要ですが、「ケトン体ダイエット」という言葉は忘れてください。

大切なのは、エネルギーをケトン体中心になるようにして、ケトン体エンジンを駆動させること。

痩せるのはおまけです。ケトーシスを目指す目的は、あくまで「健康」です。

実際、ケトン体には抗酸化作用や抗炎症作用もあり、体にいいのです。

その上、ぶどう糖エンジン稼働のために負うマイナスも減らせます。

プラスを伸ばしマイナスが減る、一石二鳥の素晴らしい健康法です。

人間はぶどう糖とケトン体のハイブリッド車

前置きが長くなりましたが、ケトーシスになるための具体的な方法も見ていきましょう。大切なポイントは2つ。

「糖質制限」と、糖質に代わるエネルギーになり、ケトン体を生む「脂質・たんぱく質をしっかりとる」ことです。

そしてファスティングこそが、糖質制限を成功させる秘訣です。

1日1食や16時間断食をすれば、それほど苦労なくできるはずです。

注意点として、糖質制限を始めるときは、少しずつ減らしてください。

繰り返しになりますが、私たちが1日糖質100gで元気に生活しているのも、ケトン体で脳や体を動かしているからです。

まだケトーシスになっていない人が、いきなり糖質を100gしかとらなかったら、単なる低血糖になってしまいかねません。

「○○だけダイエット」的な糖質制限もNGです。多様性のある食事をしながら、砂糖や主食の量を段階的に減らしていきましょう。

脂質とたんぱく質は、その品質を意識してください。

良質な肉や卵、良質な脂質をとることが何よりも大切です。

たんぱく質でおすすめしたいのは、大豆などの植物性たんぱく質です。高脂質や、味つけによる高塩分を避けやすくヘルシーです。

動物性たんぱく質をとるときも、グラスフェッドの品質のよい肉、放牧鶏の卵が理想です。

遺伝子組換え作物を使ったエサで育ったグレインフェッドの肉は、慢性炎症につながる可能性があるので、できるだけ避けてください。

そして、体を直接動かすガソリンになる脂質は、たんぱく質以上に品質を意識したいところです。車のガソリンで言うならハイオクです。

3章で説明した内容を意識して、青魚などからオメガ3脂肪酸をたくさんとれるように意識しましょう。

完全無欠コーヒーも、ケトーシスの強い味方です。

あえて言うなら、正しいケトン体ダイエットがあるとすれば、「糖質制限」ではなく、「超高脂質、超低糖質」な食事をすることです。

糖質の代わりに、エネルギーになる脂質をしっかりとる。

おそらく、ケトン体ダイエットで失敗する方は、油＝肥満というイメージがあって、肉や脂質を避けているのではないでしょうか？

そうなると、ぶどう糖もケトン体もない、単なるガス欠状態です。

当たり前ですが、電気もガソリンもないハイブリッド車は動きません。

人間で考えれば、脳も体もまともに機能しない状態です。

しつこいようですが、「ケトン体」と「ダイエット」は切り離してください。

質のよい脂質をとり、ケトーシスな体になると、脳が明らかに元気になります。

体が元気になるだけでなく、勉強や仕事の成果も上がります。

現在進行系で体調に不安を覚えている方は、健康を「苦しみが減る」状態と思いがちです。

しかし、そうではなく、真の健康とは、人生を大きく向上させる力を発揮できる状態のことなのです。

みなさんもぜひ、ファスティングに取り組むなら、ケトーシスも目標になさってください。

06 ― 本要約チャンネル式 究極のファスティング&食生活

ここでは、私たち二人の日頃の食生活を、具体的に説明していきます。1章からここまでの内容を踏まえた、1日1食の生活です。

まず、私たちは、仕事の相棒同士ではあるものの、生活リズムがピッタリ一致しているわけではありません。

リョウ：6～7時に起床、8～9時に仕事を始める。休憩は適宜挟むが、休むためのものではなく、集中力を維持するためのもの。15時くらいに食事をとり、18時に仕事を終える。その後は犬の散歩などをして、21時～22時に就寝。

タケミ：10時くらいに起きて、全体的にリョウから3～4時間後ろ倒しのスケジュール。食事は仕事を終えて20時くらいにとり、24時くらいに就寝。

その他、ジョギングをしたり、ジムでトレーニングをしたり、マインドフルネスを重視して、瞑想やサウナの時間もよく持ちます。


ここでは、リョウをベースに説明していきます。

まず、日中は258ページで触れた「完全無欠コーヒー」が欠かせません。

1日に4杯くらい飲み、カフェインで睡眠の質を下げないように、遅くとも13時以降は飲みません。


先ほども触れましたが、糖質をとるのは食事と変わりません。

ですから、完全無欠コーヒーやブラックコーヒーに砂糖を入れるのはNGです。

一方、脂質がオートファジーを阻害するという話は聞きません。

むしろ、ケトーシス状態はｍＴＯＲを抑制し、オートファジーを活性化させる効果があります。

そのため、良質の脂質を加えた完全無欠コーヒーは、ファスティングやオートファジーにとっても最高のお供といえます。

白い炭水化物は食べない

食事のメニューで強く意識しているのは、砂糖を避けるのは大前提として、先述したように「白い炭水化物」を食べないことです。

『シリコンバレー式 自分を変える最強の食事』（デイヴ・アスプリー著、栗原百代訳、ダイヤモンド社）、『ＨＥＡＤ ＳＴＲＯＮＧ シリコンバレー式頭がよくなる全技術』（デイヴ・アスプリー――著、栗原百代訳、ダイヤモンド社）、『世界一シンプルで科学的に証明された究極の食事』（津川友介著、東洋経済新報社）、『医者が教

える食事術 最強の教科書』（牧田善二著、ダイヤモンド社）など、さまざまな良書で、糖質を制限することが推奨されています。

砂糖や、精製された白米や小麦粉等の「白い炭水化物」の糖質は、血糖値を急上昇させやすく、血糖値スパイクを誘発します。

そうなると、心身へのダメージはもちろん、上がった血糖値が急降下することで、眠気やだるさが生じて仕事や勉強のパフォーマンスも悪化します。

実際、白い炭水化物を食べなくなってから、明らかに調子がよくなりました。

今では、炭水化物を食べるにしても、たまに玄米や全粒粉などの「茶色い炭水化物」や、サツマイモを食べる程度です。

具体的なメニューとしては、**塩味の野菜炒め300〜400gと、放し飼いの鶏卵を使った卵料理**が基本です。

これが私たちのご飯のようなもので、野菜炒めに納豆を合わせて食べることもあります。

実は、大切なオメガ3脂肪酸は完全無欠コーヒーのグラスフェッドギーでたっぷりとっているので、イワシなどの刺身を毎日食べているわけではありません。

その他、味噌汁や、トマトジュース代わりのトマトスープ、ボーンブロススープ等の汁物も食べます。

野菜炒めや汁物には、ブロッコリーやキャベツ、きのこ類など、この本でよく登場する具材をたっぷり入れます。腸内環境の多様性のために、レギュラー食材は固定せずに、少しずつ変えています。

また、野菜炒めや味噌汁などに、オメガ3脂肪酸がとれる亜麻仁油をかけることもあります。


野菜炒めと汁物以外は、二人の中でも違いがあります。

肉は必ずしも毎食食べるわけではありませんが、リョウは野菜炒めに鶏肉やオーガニックサーモンを加えることがあります。タケミはグラスフェッドの牛肉やラム肉を野菜炒めに加えたり、イワシの缶詰を食べたりします。

主食系は、リョウはサツマイモやオートミール、タケミはサツマイモや玄米パスタをたまに食べることがあります。

またリョウは、毎食必ずカゼインフリー（乳製品は腸を傷つけることがあるため）＆グラスフェッドのプレーンヨーグルトに、はちみつを少しかけて食べています。


大切な油は、エキストラバージンオリーブオイル、亜麻仁油、くるみ油、グラスフェッドギー、グラスフェッドバターなどを使っています。

酸化を避けるために、野菜炒めなどもできるだけ低温で調理し、ＡＧＥｓが発生しないように注意しています。


基本的には、「質の高い食材で自炊する」ようにしています。

ただ、「絶対に外食しない」「安い食材は一切食べない」といったことは考えていませんし、みなさんにもおすすめしません。

ルールを強固に設定しすぎると、続ける上で息切れしてしたり、人間関係にヒビが入ったりします。

私たちも、友人に誘われたら（それでも揚げ物は絶対に食べないようにしていますが）一緒に外食を楽しむことも少なくありません。

また、自分でいうのも何ですが、このストイックすぎる食生活は、私たちがあまり食に興味がないからできている側面もあると、正直なところ思っています。

大切なのは、健康リスクを知った上で、自分でちゃんと決断することです。

ラーメンやお酒が、それこそ死ぬほど好きな人が、それらを全部やめるのも無理があるかもしれません。

でも、酒量を減らしたり、ラーメンを食べる回数や量を減らしたり、減塩のためにスープを飲むのを我慢したりすることは、できる方もいるはずです。

私たちとしては、できるだけ健康によい選択肢を選んでいただきたい気持ちはありますが、精神的な喜びも生きていくためには必要不可欠です。

また、メンタルヘルスを損ねると、結局健康に悪い結果になってしまいます。

ファスティングの時間や頻度もそうですが、自分なりのバランスを、色々と試した上で探っていただければと思います。

オートファジーのスイッチを入れっぱなしにしない

もう一つ意識したいのが、「どれくらいオートファジーを稼働させるか」です。『SWITCH』では、時折はオートファジーを休ませるために、修復モードのスイッチを入れるのは、年間のうち3分の2が理想としています。

この比率を守れば、2日オン1日オフの繰り返しでも、8か月オン4か月オフでもよいとのことです。

実は、私たちは、そこまで細かくオートファジーを休ませてはいません。

基本的には、mTORのスイッチを切りっぱなし、オートファジーのスイッチを入れっぱなしの生活です。

ただ、スイッチを入れっぱなしだと負担がかかりすぎるだろう——とは思うので、たまに間食をしたり、外食の誘いがあるときにmTORのスイッチが入るタイミングで会食をしたりすることがあります。


この点については、研究が進んでいる最中で、断食時間以上にはっきりした指標が見つかっていない状況だと認識しています。

しかしながら、オートファジーもたまに休ませるべきだ、とは思っています。

私たちの場合は、そんなときもナッツ類や果物を少し食べる程度です。

ただ、白い炭水化物が大好きな方は、オートファジーのスイッチを切りたいときにラーメンを食べる、といった使い分けをしてもいいのかもしれません。

07 — 実はコスパ・タイパ時代にピッタリの1日1食生活

私たちの食事術の基本ルールは、以下の4つに集約できます。

1. 加工食品より生鮮食品をとる
2. 食品添加物を避ける
3. 食物繊維をとる
4. 精製された炭水化物と砂糖を減らす

実のところ、これさえ守れば、この本の内容を大体カバーできるくらいです。
その上で、可能な限り意識してほしいのが、「品質のよい食材や調味料を使う」

ことです。

大前提として、加工食品は可能な限り避ける。

その上で、遺伝子組換え食品のエサや肥育ホルモン剤を使っているグレインフェッドの肉ではなく、牧草で育つグラスフェッドの肉や卵を食べる。

野菜や果物もできる限りオーガニックなものを食べる。

オリーブオイルはエキストラバージンオリーブオイルを使う。

とはいえ、海外在住の私たちはグラスフェッドの肉や卵を入手しやすいのですが、日本だとなかなかの高級品を、インターネット通販で買うのが基本になると思います。

どうにも景気がよくならない社会で、読んでいて「贅沢なことを言っているな……」と感じた方もいるかもしれません。

そこで、あらためて訴えたいのが、ファスティング——特に1日1食の力です。

1日3食が1日1食になると、1食にかけられるお金も増えます。予算が2〜3倍になれば、高品質の食材を買いやすくなります。

1日3食の多くが外食の人なら、3倍どころかもっとお金を使えるはずですし、自炊多めの方なら、趣味や睡眠に使える時間を増やせます。

つまり、コストパフォーマンスやタイムパフォーマンスが重視される社会において、実は1日1食生活は最強かつ最適の生活習慣なのです。

1食分の料理時間ももったいない、という方もいるかもしれませんが、私たちの場合、野菜はまとめ買いして切ったものを冷凍保存します。

野菜炒めや汁物にすぐ使えますし、買い物の回数も減らせます。

汁物は数日分をまとめて作ることもできます。

少なくとも、1日2回の食事に使っていた時間よりも、短い調理時間で作ることは不可能ではありません。

また、一番大切なのは、この「基本ルールをすら絶対視しないこと」です。

安さを優先すると、基本的にはグレインフェッドの肉や卵、サラダ油、加工食品、農薬使用の野菜や果物を買うことになるでしょう。

本当にお金が厳しいときは、それでまったく問題ありません。

はっきり言って、現代人の多くは1日3回食事をして、さらに間食でお菓子を食べたり甘いジュースを飲んだりしているわけです。

そんな生活で、脂・糖・塩をとりすぎている人は本当にたくさんいます。そんな方はとりすぎた分を減らすだけで、確実に体調が変わります。

「ルールを守れなかった……」というストレスで心身にダメージを負うようでは元も子もありません。とにかく、無理は禁物です。

まずは、余分にとりすぎている栄養素を減らすこと。

その上で、必要な栄養素の質を、少しずつ高めていく。

ぜひその順番で、ファスティングと、質のよい食材や油や調味料を試してみてください。

08 ― ファスティングは腸、肝臓、腎臓、脳、血管、すべての健康につながっていく

健康書がほぼ初めての方は、ここまで読んでいて「また同じ理屈が出た！」「また同じ野菜が出た！」と思う箇所がたくさんあったはずです。

これは、人体のシステムが、それだけ複雑にできていて、各臓器や器官が分かちがたく結びついている証拠といえます。

そしてファスティングも、実はこの本をぐるりと一周するように、腸活につながっています。

1章で、とにかく腸は重要で、全ての健康問題につながる臓器であることを説明しました。

そんな腸に、ファスティングが好影響を与えることがわかっています。

16時間断食をした人は、多くの場合、お腹がスッキリしたり、便秘が改善したりと、腸内環境の改善を実感します。

その効果が得られる理由の一つがオートファジーです。

オートファジーは、腸で栄養などの消化吸収やバリア機能を担う、非常に大切な腸管上皮細胞を修復してくれます。

腸管上皮細胞は、腸内で栄養素などのよいものにも、バリアするべき異物にも最初に触れるので、活性酸素や慢性炎症など、悪いものの影響も非常に受けやすい細胞です。

その大事な大事な細胞を、オートファジーで回復させられる。

さらに、断食している時間は、腸を休ませることができる。

つまりファスティングこそが、最高の腸活といえるのです。

とはいえ、ファスティングと腸活の結びつきは一方通行ではありません。

脳腸相関のように、よい腸活をするには、ファスティングが欠かせないし、よいファスティングをするには、腸活が欠かせないのです。

たとえば、16時間断食さえすれば、腸が元気になる……とはいきません。

水溶性食物繊維や発酵食品、オメガ3脂肪酸といった腸内環境によいものを多くとり、悪いものを減らす「腸によい食事」をする。

その上でオートファジーを働かせると、腸が最高に喜ぶ結果になります。

(最低限、オートファジーを働かせれば、内臓を休ませられるので、ずっと1日3食生活をするよりは健康にいいかもしれませんが……)

私たちの幸福の9割までは、健康に基づいている

腸とその他の臓器も関連性がありますし、正直、食事術は「鶏が先か卵が先か」がわからないものばかりです。

ただ、これは哲学的命題ではないので、どちらが先かを考える必要はありません。

単に、腸にいい食事も、その他の臓器や血管にいい食事も、ファスティングも全

部やればいいのです。

ですから、12時間断食からでいいので、ぜひともファスティングに挑戦し、劣化した細胞をリサイクルしてください。

その他の食事術も、「全部やる」なんてことになったら、普通は面倒な話になるものですが、すでに読者はご存知のように、ある臓器にいい食事術は、大抵は他の臓器にもいい食事術になっているわけです。

ちなみに、腸によいポリフェノールは、ミトコンドリアにも効果があることがわかっています。

要するに、この本を読んでいて、「同じやり方ばかり出てくるな」と感じた方もいるかもしれませんが、それはむしろ喜ばしい話なのです。

同じものばかりだから、どちらかを選ばずとも、全部できる。

それこそ、前項で挙げた、

1. 加工食品より生鮮食品をとる

2．**食品添加物を避ける**

3．**食物繊維をとる**

4．**精製された炭水化物と砂糖を減らす**

この4ルールを守り、後はファスティングさえすれば、ほぼほぼ全ての食事術をカバーできます。

もちろん、適度な運動や質のよい睡眠も大切です。

そして「それらをするのが無理」と、毎日大きな疲労感を抱え、運動習慣もなく、よく眠れずにいる方も多いはずです。

でも、そんな悩みを抱える方は、その疲労感の原因を深掘りしたことがあるでしょうか？

多くの方は、仕事や人間関係に疲れていると感じているように思います。

また、それは間違いではないでしょう。

しかし、体に悪い食事を、そうではない食事にする。

それだけで、人間の体は驚くほど変わります。

私たち二人は、幼少期からずっと心身が弱く、高校まではまともに外に出られない日も多い生活を送っていました。

そんな生活を変えるために本を読み始めたことが、医学部への進学や、本要約チャンネルの活動につながっています。

その始めの一歩が、健康書をいくつか読み、コンビニ弁当などをできるだけ食べないようにしたことです。

それだけで、私たちの体調は劇的に変わりました。

大学に通えるようになり、生涯のパートナーと言える相棒と出会えた。

つまり、食事を変えることで、仕事や人間関係の苦しみから、抜け出す活力を得られることもあるわけです。

同じように、苦しんでいる方々の力になりたい。人生を変えたい。

そう思い、医者になるのをやめて、ＹｏｕＴｕｂｅｒになりました。

健康書の紹介に力を入れているのも、このような経験からです。

私たちが出会えたのも、ＹｏｕＴｕｂｅｒとしてある程度の結果を出せたのも、このような本を書く機会をいただけたのも、全部、健康のおかげです。

ドイツの哲学者ショーペンハウアーは、『幸福について　―人生論―』（橋本文夫訳、新潮社）で、

全般的にみて、われわれの幸福の九割まではもっぱら健康に基づいている。

（略）

およそ愚行中の最大の愚行は、何事のためにもせよ、自己の健康を犠牲にすることである。

『幸福について　―人生論―』より引用

と説きます。仕事のため、誰かのため、お金のため、何のためであっても、健康

を犠牲にしたら、幸福を遠ざけてしまう。

じゃあ、健康になるには、どうすればいいのか？

その土台が、食事です。

私たちの脳も、血管も、筋肉も、臓器も、全部食べたものでできている。

だから、人生を変えたければ、まず食事を変えるしかありません。

毎日ジャンクフードを食べている人は、それが健康にいいとは思わないはず。

またそんな人に、「健康になりたい？」と聞いたら、「なりたくない」と答える方もいるのかもしれません。

でも、幸せになりたくない人など、いないに決まっています。

ぜひとも、幸せになるために、まず食事から変えてください。

みなさんの未来が、より健康で、より幸せなものになることを、かつて不健康で不幸せだった私たちは、心の底から、強く強く願っています。

主要参考文献

- 『GO WILD 野生の体を取り戻せ！科学が教えるトレイルラン、低炭水化物食、マインドフルネス』ジョン J. レイティ、リチャード・マニング著／野中香方子翻訳（NHK 出版）2014 年
- 『SWITCH（スイッチ）オートファジーで手に入れる究極の健康長寿』ジェームズ・W・クレメント、クリスティン・ロバーグ著／児島修翻訳（日経 BP）2021 年
- 『シリコンバレー式 自分を変える最強の食事 』デイヴ・アスプリー著／栗原百代翻訳（ダイヤモンド社）2015 年
- 『シリコンバレー式 心と体が整う最強のファスティング』デイヴ・アスプリー著／安藤貴子翻訳（CCC メディアハウス）2022 年
- 『LIFESPAN（ライフスパン）―老いなき世界』デビッド・A・シンクレア、マシュー・D・ラプラント著／梶山あゆみ翻訳（東洋経済新報社）2020 年
- 『トロント最高の医師が教える 世界最新の太らないカラダ』ジェイソン・ファン著／多賀谷正子翻訳（サンマーク出版）2019 年
- 『トロント最高の医師が教える 世界最有効の糖尿病対策』ジェイソン・ファン著／多賀谷正子翻訳（サンマーク出版）2020 年
- 『トロント最高の医師が教える 世界最強のファスティング』ジェイソン・ファン 、イヴ・メイヤー、メーガン・ラモス著／多賀谷 正子（CCC メディアハウス）2021 年
- 『果糖中毒 19 億人が太り過ぎの世界はどのように生まれたのか？』ロバート・H・ラスティグ著／中里京子翻訳（ダイヤモンド社）2018 年
- 『WHOLE がんとあらゆる生活習慣病を予防する最先端栄養学』T. コリン . キャンベル著／ハワード . ジェイコブソン執筆協力／鈴木晴恵監修／丸山清志 翻訳（ユサブル）2020 年
- 『空腹こそ最強のクスリ』青木厚著（アスコム）2019 年
- 『LIFE SHIFT』リンダ グラットン、アンドリュー スコット著／池村千秋翻訳（東洋経済新報社）2016 年
- 『老化はこうして制御する「100 年ライフ」のサイエンス』樂木宏実監修（日経 BP）2020 年
- 『医師がすすめる少食ライフ』石黒成治著（クロスメディア・パブリッシング）2021 年
- 『HEAD STRONG シリコンバレー式頭がよくなる全技術』デイヴ・アスプリー著／栗原百代翻訳（ダイヤモンド社）2018 年
- 『ハーバード医学教授が教える 健康の正解』サンジブ・チョプラ、デビッド・フィッシャー著／櫻井 祐子翻訳（ダイヤモンド社）2018 年
- 『世界のエグゼクティブを変えた超一流の食事術 』アイザック・H・ジョーンズ著／白澤卓二監修（?サンマーク出版）2016 年
- 『食のパラドックス 6 週間で体がよみがえる食事法』スティーブン・R・ガンドリー著／白澤卓二翻訳（翔泳社）2018 年
- 『死ぬまで若々しく健康に生きる 老けない食事』スティーブン・R・ガンドリー著／ 川岸史翻訳（ディスカヴァー・トゥエンティワン）2022 年
- 『最高の体調』鈴木祐著（クロスメディア・パブリッシング）2018 年
- 『医者が教える食事術 最強の教科書――20 万人を診てわかった医学的に正しい食べ方 68』牧田善二著（ダイヤモンド社）2017 年
- 『医者が教える食事術 2 実践バイブル 20 万人を診てわかった医学的に正しい食べ方 70』牧田善二著（ダイヤモンド社）2019 年

・『「生存格差」時代を勝ち抜く 世界最先端の健康戦略』奥真也著（KADOKAWA）2020 年
・『20 万人を診た老化物質「AGE」の専門医が教える 老化をとめる本』牧田 善二著（フォレスト出版）2021 年
・『医者が教える あなたを殺す食事 生かす食事』内海聡著（フォレスト出版）2015 年
・『最強の食事戦略 研究者と管理栄養士が考えた最終解答』堀口逸子、平川あずさ著／津金昌一郎監修（? ウェッジ）2024 年
・『やせる！若返る！病気を防ぐ！腸内フローラ 10 の真実』NHK スペシャル取材班著（主婦と生活社）2015 年
・『腸科学 健康な人生を支える細菌の育て方』ジャスティン ソネンバーグ、エリカ ソネンバーグ著／鍛原多惠子翻訳（早川書房）2016 年
・『新しい腸の教科書 健康なカラダは、すべて腸から始まる』江田証（池田書店）2019 年
・『新しい腸の教科書 健康なカラダは、すべて腸から始まる』江田証著（池田書店）2019 年
・『20 歳若返る食物繊維 免疫力がアップする！健康革命』小林弘幸著（朝日新聞出版）2021 年
・『腸すごい！ 医学部教授が教える最高の強化法大全』内藤裕二、小林弘幸、中島淳著（文響社）2022 年
・『酪酸菌を増やせば健康・長寿になれる〜今、話題の酪酸・酪酸菌のすべてが分かる！』内藤裕二著（あさ出版）2022 年
・『すごい腸とざんねんな脳』内藤裕二著（総合法令出版）2023 年
・『9000 人を調べて分かった腸のすごい世界 強い体と菌をめぐる知的冒険』國澤純著（日経 BP）2023 年
・『アメリカの名医が教える内臓脂肪が落ちる究極の食事 高脂質・低糖質食で、みるみる腹が凹む』マーク・ハイマン著／金森重樹監修（SB クリエイティブ）2020 年
・『眠れなくなるほど面白い 図解 内臓脂肪の話』栗原毅監修（日本文芸社）2021 年
・『脳を鍛えるには運動しかない！最新科学でわかった脳細胞の増やし方』ジョン J. レイティ 、エリック ヘイガーマン 著／野中香方子翻訳（NHK 出版）2009 年
・『「いつものパン」があなたを殺す：脳を一生、老化させない食事』デイビッド・パールマター、クリスティン・ロバーグ著／白澤 卓二翻訳（三笠書房）2015 年
・『脳のパフォーマンスを最大まで引き出す 神・時間術』樺沢紫苑著（大和書房）2017 年
・『脳が老いない世界一シンプルな方法』久賀谷亮著（ダイヤモンド社）2018 年
・『脳と体が若くなる断食力』山田豊文著（青春出版社）2019 年
・『脳の毒を出す食事』白澤卓二著（ダイヤモンド社）2021 年
・『脳のスペックを最大化する食事』広川慶裕著（ハーパーコリンズ・ジャパン）2023 年
・『脳が強くなる食事〜 GENIUS FOODS 〜』マックス・ルガヴェア著／御舩由美子翻訳（かんき出版）2023 年
・『脳と身体を最適化せよ！「明晰な頭脳」「疲れない肉体」「不老長寿」を実現する科学的健康法』モリー・マルーフ著／矢島麻里子翻訳（ダイヤモンド社）2024 年
・『眠れなくなるほど面白い 図解 腎臓の話』上月正博著（日本文芸社）2022 年
・『腎臓が寿命を決める 老化加速物質リンを最速で排出す』黒尾誠著（幻冬舎）2022 年
・『専門医が教える 肝臓から脂肪を落とす食事術』尾形哲著（KADOKAWA）2022 年
・『ダイエットも健康も 肝臓こそすべて』尾形哲著（新星出版社）2022 年
・『血管をよみがえらせる食事 最新医学が証明した心臓病・脳疾患の予防と回復』コールドウェル・B・エセルスティン著／松田麻美子翻訳・日本語版監修（ユサブル）2020 年
・『不調を治す 血糖値が下がる食べ方』石黒成治（クロスメディア・パブリッシング）2023 年

・『自然治癒力が上がる食事 名医が明かす虫歯からがんまで消えていく仕組 』小峰一雄著（ユサブル）2018 年
・『世界一シンプルで科学的に証明された究極の食事』津川友介著（東洋経済新報社）2018 年
・『長生きしたけりゃ 小麦は食べるな』本間良子著（アスコム）2020 年
・『眠れなくなるほど面白い 図解 たんぱく質の話』藤田聡監修（日本文芸社）2019 年
・『「安い食べ物」には何かがある』南清貴著（三笠書房）2016 年
・『行ってはいけない外食 飲食店の「裏側」を見抜く！ 』南清貴著（三笠書房）2016 年
・『科学が暴く「食べてはいけない」の嘘　エビデンスで示す食の新常識』アーロン・キャロル著／寺町朋子翻訳（白揚社）2020 年
・『不老長寿メソッド 死ぬまで若いは武器になる』鈴木祐著（かんき出版）2021 年
・『チャイナスタディ』T・コリン・キャンベル、トーマス・M・キャンベル著／松田麻美子翻訳（グスコー出版）2016 年
・『SLEEP 最高の脳と身体をつくる睡眠の技術』ショーン・スティーブンソン著／花塚恵翻訳（ダイヤモンド社）2017 年
・『スタンフォード式 最高の睡眠 』西野精治著（サンマーク出版）2017 年
・『睡眠こそ最強の解決策である』マシュー・ウォーカー著／桜田直美翻訳（SB クリエイティブ）2018 年
・『ロスの精神科医が教える 科学的に正しい 疲労回復 最強の教科書』久賀谷亮著（SB クリエイティブ）2019 年
・『Sleep,Sleep,Sleep』クリスティアン・ベネディクト、ミンナ・トゥーンベリエル著／鈴木ファストアーベント理恵翻訳（サンマーク出版）2020 年
・『眠る投資 ハーバードが教える世界最高の睡眠法』田中奏多著（アチーブメント出版）2020 年
・『超 筋トレが最強のソリューションである』Testosterone、久保 孝史著／福島モンタ漫画（文響社）2018 年
・『世界一効率がいい 最高の運動』川田浩志著／福池和仁監修（かんき出版）2019 年
・『自分史上最高のパフォーマンスを引き出す 知性を鍛える究極の筋トレ』井谷武著（マガジンハウス）2020 年
・『一流の頭脳』アンダース・ハンセン著／ 御舩由美子翻訳（サンマーク出版）2018 年
・『世界の一流はなぜ歯に気をつかうのか』森下真紀著（ダイヤモンド社）2020 年
・『超ストレス解消法 イライラが一瞬で消える 100 の科学的メソッド』鈴木祐著（鉄人社）2018 年
・『眠れなくなるほど面白い 図解 ストレスの話』ゆうきゆう監修（日本文芸社）2021 年
・『眠れなくなるほど面白い 図解 体脂肪の話』土田隆監修（日本文芸社）2019 年
・『その「油」をかえなさい！』内海聡著（あさ出版）2015 年
・『精神科医が教える ストレスフリー超大全』樺沢紫苑著（ダイヤモンド社）2020 年
・『ブレイン メンタル 強化大全』樺沢紫苑著（サンクチュアリ出版）2020 年
・『図解ストレス解消大全』堀田秀吾著（SB クリエイティブ）2020 年
・『幸福優位7つの法則　仕事も人生も充実させるハーバード式最新成功理論』ショーン・エイカー著／高橋由紀子翻訳（徳間書店）2011 年
・『幸福について―人生論―』アルトゥール・ショーペンハウアー著／橋本文夫翻訳（新潮社）1958 年

答え

世界最新の知見と2000冊の本から導き出された

「健康にいい食べ物、食べ方」7か条

1 とにかく**加工食品**は食べるな

2 **加糖飲料**は悪魔の飲み物

3 腸の健康は**腸内細菌**が決める

4 肝臓と腎臓は、**なに**を食べないかで決まる

5 血管は**納豆**、脳は**ブルーベリー**でデトックス

6 実は1日**1**食が理想

7 **オートファジー**が健康寿命を決める

結局、何を食べればいいのか？

発行日　2024年 9 月 13日　第 1 刷
発行日　2024年 10月 15日　第 2 刷

著者　　本要約チャンネル

本書プロジェクトチーム
編集統括　柿内尚文
編集担当　栗田亘
デザイン　小口翔平、村上佑佳（tobufune）
イラスト　フクイヒロシ
編集協力　仲真、竹田東山
校正　東京出版サービスセンター
本文デザイン・DTP　廣瀬梨江

営業統括　丸山敏生
営業推進　増尾友裕、綱脇愛、桐山敦子、相澤いづみ、寺内未来子
販売促進　池田孝一郎、石井耕平、熊切絵理、菊山清佳、山口瑞穂
吉村寿美子、矢橋寛子、遠藤真知子、森田真紀、氏家和佳子
プロモーション　山田美恵
講演・マネジメント事業　斎藤和佳、志水公美

編集　小林英史、村上芳子、大住兼正、菊地貴広、山田吉之、大西志帆、福田麻衣、小澤由利子
メディア開発　池田剛、中山景、中村悟志、長野太介、入江翔子、志摩晃司
管理部　早坂裕子、生越こずえ、本間美咲
発行人　坂下毅

発行所　株式会社アスコム
〒105-0003
東京都港区西新橋2-23-1　3東洋海事ビル
TEL：03-5425-6625

印刷・製本　中央精版印刷株式会社

Printed in Japan ISBN 978-4-7762-1272-0